全国地方高校UOOC联盟指定参考书
深圳大学教材出版基金资助

筋膜学与中医学

主　审　原　林（南方医科大学）
主　编　王　军（深圳大学）
　　　　王自平（南京新中医学研究院）

科学出版社
北　京

内 容 简 介

筋膜学（fasciology）是源于中国的原创性科学理论体系，主要以筋膜与寿命为轴线诠释人体在进化的过程中，由全身的结缔组织所构成的软性筋膜支架，是功能细胞发挥正常功能的“土壤”，提出了人体结构的两系统理论。

筋膜学已成为提示中医主要核心科学问题的有效途径，在国内外产生了巨大影响，被誉为“科学中医”。筋膜学打破了中医与西医的界限，既为传统的中医经验医学等提供了现代科学理论支持，也为现代医学生物学提供了新的研究思路。筋膜学集合中国古代智慧与现代医学研究成果，架起了中、西医研究互通的桥梁，使中国传统医学获得了贴切的现代科学诠释。独特的筋膜疗法可以快速提升人体自我修复能力和脏器功能，对各类常见现代病、疑难杂症、甚至肿瘤的防治等均有独特的功效。

本教材适合各年级、各专业学生以及筋膜学爱好者阅读、学习。本书内容结合生活实际，以生动浅显的方式向读者介绍了关于“筋膜学与中医学”的基本知识，让读者认识生老病死的基本规律，掌握人体的基本结构和功能，理解中医养生和治未病的物质基础，并从中了解到生命科学的前沿和发展方向。

图书在版编目（CIP）数据

筋膜学与中医学 / 王军，王自平主编. —北京：科学出版社，2017.11

ISBN 978-7-03-054849-8

Ⅰ. ①筋… Ⅱ. ①王… ②王… Ⅲ. ①筋膜 Ⅳ. R322.7

中国版本图书馆 CIP 数据核字（2017）第 253210 号

责任编辑：张天佐 / 责任校对：郭瑞芝

责任印制：赵 博 / 封面设计：陈 敬

科 学 出 版 社 出版

北京东黄城根北街 16 号

邮政编码：100717

http://www.sciencep.com

天津市新科印刷有限公司印刷

科学出版社发行 各地新华书店经销

*

2017 年 11 月第 一 版 开本：787×1092 1/16

2025 年 7 月第八次印刷 印张：9

字数：200 000

定价：59.80 元

（如有印装质量问题，我社负责调换）

前　言

大型开放式网络课程，即 MOOC（massive open online courses），始于 2012 年，当时美国的顶尖大学陆续设立网络学习平台，在网上提供免费课程，此后 Coursera、Udacity、EdX 三大课程提供商的兴起，给更多学生提供了系统学习的机会。2013 年 2 月，新加坡国立大学与美国 Coursera 公司合作，加入大型开放式网络课程平台。2014 年 5 月，中国教育部爱课程网和网易合作推出了拥有中国自主知识产权的 MOOC 平台：中国大学 MOOC。

世界上第一个 MOOC 平台大约出现在 2011 年，美国斯坦福大学教授塞巴斯蒂安·史朗将人工智能课程放在互联网上，吸引了来自 190 多个不同国家的 160000 名学生。随后 Coursera、Udacity、EDX 等几个资金实力雄厚的投资商与国际顶尖大学合作，不断改变着 MOOC 教育的面貌。2012 年 9 月，Google 发布了一个制作 MOOC 的工具。美国斯坦福大学建造了一个名“Class2Go”的网络课程平台。MOOC 的课程特征：①能自由取得资源：不需要有学校的学籍也可以免费使用的大型开放式网络课程。②没有学生人数限制：许多传统课程师生比都很小，但大型开放式网络课程是设计给广大群众使用的，没有课程人数限制。③还有一些特征如开放授权、开放架构和学习目标、社群导向，等等。

国外的 MOOC 课程几乎都是在本校最受欢迎的课程，教授也都是在本领域颇有建树的专家。《筋膜学》也不例外，其前身为《筋膜学健康工程》，是深圳大学全校公共选修课程，学生选课人数在深圳大学一直名列前茅，2016 年被评为深圳大学首批“全校品牌通识课程”。MOOC 可以为所有人提供免费高等教育，是人类社会的理想境界。把学习作为一种终身习惯，把汲取新知识作为一种精神养分，人类应该共同创造这种美好氛围。针对中国大学较为封闭的教学模式和学籍管理模式，未来也将会逐步引入大型开放式网络课程教学模式，对于中国大学教育现状的改革，以及高考升学选拔制度的优化，全面贯彻素质教育方针，逐步实行大学教育的普及等，都具有重要的现实意义。MOOC 的理想，就是将世界上最优质的教育资源传送到地球最偏远的各个角落，让人们能够通过 MOOC 的教育拥有更好的职业生涯。

深圳大学与时俱进，积极研究 MOOC 对高等教育的革命性影响，努力探索全国地方高校的共性特点以及所面临的机遇与挑战。2014 年 5 月 12 日，深圳大学牵头发起并成立“全国地方高校 UOOC（University Open Online Course）联盟”，简称 UOOC（优课）联盟，深圳大学为理事长单位和联盟秘书处。其特色包括如下几点：①实现课程共享：优课联盟成员实行课程共享，通过联盟的建设，弥补优质课程、优秀师资不足的问题，缓解地方高校规模扩大与资源紧张的矛盾。②学分互认：以 MOOC 为契机，以优课联盟为平台，实行学分互认，探索地方高校教育教学改革的新路径，实现新突破。③提升质量：通过优课联盟，引进、共享、共建优质教学资源，优化课程和教师资源结构，促进学生自助式学习、互动式学习和体验式学习。④服务社会：立足全国地方高校，促进大学优质资源的共享和声誉的提升，为大学和社会提供优质的高等教育服务。截至 2016 年 11 月加盟高校已达 103 所，上线课程 106 门。

筋膜学（fasciology）是源于中国的原创性科学理论体系。主要以筋膜与寿命为轴线诠释人体在进化的过程中，由全身的结缔组织所构成的软性筋膜支架，是功能细胞发挥正常功能的“土壤”，提出了人体结构的两系统理论。筋膜学已成为揭示中医主要核心科学问题的有效途径，在国内外产生巨大影响，被誉为“科学中医”。筋膜学打破了中医与西医的界限，既为传统的中医经验医学等提供现代科学理论支持，也为现代医学生物学提供新的研究思路。筋膜学集合中国古代智慧与现代医学研究成果，架起了中、西医研究互通的桥梁，使中国传统医学能获得贴切的现代科学诠释。独特的筋膜疗法可以快速提升人体自我修复能力和脏器功能，对各类常见病、疑难杂症、甚至肿瘤的防治等均有独特的功效。

《筋膜学》UOOC 课程，主要面向全国高校各专业，各年级本科生、研究生开放，其次是面对社会各界的中医爱好者和国内外中医药从业人员。课程结合生活实际，用生动浅显的方式向大家介绍关于生命科学的基本知识，通过本课程的学习可以使学生熟悉人体的基本结构和功能，掌握生老病死的基本规律，理解中医养生和治未病的物质基础，了解生命科学的前沿和发展方向。《筋膜学》UOOC 课程是基于国家高技术研究发展计划（863 计划）项目“中国数字虚拟人研究”、国家重点基础研究发展计划（973 计划）“中医经络的筋膜学基础研究”和第 407 次香山科学会议“筋膜学研究”成果的基础上凝练而成。授课内容涉及发育生物学、进化生物学、人体解剖学、比较解剖学、中医学等学科内容，主要以筋膜与寿命为轴线阐述在人体进化过程中，全身的结缔组织构成人体的软性支架（体内的“土壤”），其他器官和系统的功能细胞以该支架为基础发挥正常功能，功能细胞的功能和生命活动（细胞更新）由支持系统提供支持（营养）和储备（干细胞）。人体全身的结缔组织形成新的功能系统——人体支持与储备系统（两系统理论）。

《筋膜学》在授课过程中将充分讨论遍布人体全身的结缔组织筋膜支架是如何在神经系统和免疫系统参与下构成一个独立的新的系统？切实论证人体的两大功能系统：即由非特异性结缔组织构成的支持与储备系统和已分化的功能细胞组成的功能系统，前者如何为后者提供支持与储备？为什么筋膜结缔组织是机体维持较长生命周期的物质基础？从而揭示人体的结缔组织筋膜支架与千古之谜——中医经络在解剖学基础上具有密切相关性，以期通过筋膜学来解读传统中医中主要的关键性核心科学问题，理解中国古代先哲们的智慧和思想，让世界人民了解中医对人类健康事业做出的伟大贡献，从而实现中医真正的伟大复兴！

序

中国传统医学已有几千年的历史，古人在同疾病抗争的过程中积累了大量的经验，基于当时的科学技术水平和对疾病的认识形成了一套独立的理论体系，为中华民族的繁衍生息作出了巨大的贡献。但是，随着近现代生物学对生命起源和生物进化的认识逐渐清晰，中医的经验哲学理论体系在现代生物学理论面前显得软弱无力，因而长期以来中医未被西方医学体系所接纳，继而产生了中医是“伪科学”、“不科学”之说。然而在现代医学高度发展的今天，仍然有大量的疾病用现代医学的治疗手段并不能取得好的疗效，有很多疾病的发病机制也无法用现代生物学理论来解释。令人欣喜的是，传统的中医疗法常常能对这些疾病产生意想不到的疗效，这正是中医疗法在科技高度发展的今天能够被广大患者接受和欢迎的主要原因。而且中医在全世界范围内已有逐渐被接受的趋势，例如，现在许多发达国家立法承认针灸的医疗地位。但是这些国家并没有把中医当做主流医学，而是作为补充、替代和自然医学进行小范围的应用。

筋膜是由结缔组织所形成的解剖学结构，它遍布全身，沟通内外，相互连结，参与人体各个器官和组织的构成，形成这些组织和器官的被膜、隔膜和内部支架，在身体中几乎无处不在。筋膜学原创理论体系的建立和完善是以增进和维护人民群众健康为目的，促进中西医学融合，发挥传统中医药在国内卫生、经济、科技、文化和生态文明发展中的独特作用，促使我国在世界传统医药发展中的引领地位更加巩固，为健康中国，实现中华民族伟大复兴的中国梦奠定坚实基础。对促进全国中医药科技创新能力迅速提升，引领相关创新成果的知识产权化、临床化和产业化具有重大意义。筋膜学理论体系采用系统生物学方法对筋膜结缔组织网络开展系统研究，旨在揭示该网络系统与其他功能系统的关系，为多种重大疾病的干预、揭示中医科学内涵、新药创制及新设备开发提供依据，从而开辟具有鲜明中国特色与优势的基础科学新领域，为我国的生物经济发展做杰出的贡献。

原创的筋膜学理论体系主要表现在追溯筋膜结缔组织支架的生物学起源，发现该支架与单胚层生物的细胞外基质、两胚层生物的中胶层、三胚层生物的间充质均为同源结构。并且人体可以分为由非特异性结缔组织（脂肪组织和疏松结缔组织）构成的结缔组织支架组成人体支持与储备系统和已经分化的功能细胞所组成的功能系统两部分组成，两系统的分界为基底膜（内胚层和外胚层起源的结构）和类基底膜（中胚层起源）。支持与储备系统中的未分化干细胞不断通过这两种膜性结构为功能系统提供源源不断的细胞源并分化各种定向干细胞、进而分化成功能细胞。通过这种对功能系统不断的补充来更新维持机体结构和功能的相对稳定，从而使整个机体能够维持较长的生命周期。同时遍布全身的结缔组织筋膜支架，在神经和免疫系统的参与下，一同调节细胞的功能状态和生命状态，为功能系统细胞的生存提供一个稳定的内部环境。不仅在生物医学领域具有重要的开拓意义，也为中医药的基础研究和临床应用提供了新的视角与方法。

在传统中医经络与筋膜相关性的解剖学基础研究上，不仅可以从筋膜结缔组织支架角度比较“穴位”与“非穴位”的区别，阐明了经穴是筋膜支架上接受刺激并能产生较强生物学信息（效应）的部位，证实了非特异性结缔组织在针刺力学信号转导中具有重要的作用。近年来诸多研究证实，针刺产生的机械应力对于非特异性结缔组织中的成纤维细胞、细胞骨架等在形态学、组织化学、生物化学等方面均有重要的影响，包括成纤维细胞的变形、细胞骨架的重塑、生化物质的释放等。牵拉应力在结缔组织的转导途径及对机体的影响对于揭示针灸疗效的机制具有重要的意义，也为建立和完善全新的生物医学针灸理论基础、打破制约针灸及中医研究的瓶颈提供了新的理论依据。

2007 年以来，世界各地尤其是欧美国家已迅速掀起了对筋膜研究的热潮，由美国、英国、德国、荷兰等发起的“世界筋膜研究大会”已连续举办四届，包括美国哈佛大学、霍普金斯大学、普林斯顿大学、英国剑桥大学、牛津大学、荷兰自由大学等国的著名科研院所纷纷组建专门的筋膜研究团队，全球 50 多个国家的康复训练、物理治疗、运动医学等从业人员针对筋膜进行相关治疗和研究的人数超过百万人，《Science》杂志在第 318 卷对国际筋膜研究大会及研究情况进行专题报道，特别指出：不同的研究人员尝试通过整合关于筋膜与肌肉的认识建立一个崭新的学科。

中医药作为我国独特的卫生资源、潜力巨大的经济资源，未来将在经济社会发展中发挥着重要作用。随着我国新型工业化、信息化、城镇化、农业现代化深入发展，人口老龄化进程加快，健康服务业蓬勃发展，人民群众对中医药服务的需求越来越旺盛，迫切需要继承、发展、利用好中医药，充分发挥中医药在深化医药卫生体制改革中的作用，造福人类健康。中医药强调整体把握健康状态，注重个体化，突出治未病，临床疗效确切，治疗方式灵活，养生保健作用突出，是我国独具特色的健康服务资源。充分发挥中医药特色优势，加快发展中医药健康服务，是全面发展中医药事业的必然要求，是促进健康服务业发展的重要任务，对于深化医药卫生体制改革、提升全民健康素质、转变经济发展方式具有重要意义。

2015 年，诺贝尔奖颁奖典礼在瑞典首都斯德哥尔摩音乐厅举行。出席典礼的中国药学家屠呦呦从瑞典国王卡尔十六世·古斯塔夫手中接过了诺贝尔奖的奖章和证书，成为中国首位获得诺贝尔生理学或医学奖的科学家。这是中国科学家在中国本土进行的科学研究而首次获诺贝尔科学奖，亦是中国医学界迄今为止获得的最高奖项，也是中医药成果获得的最高奖项，同时证明了中医药在人类健康事业中所蕴含及潜藏的巨大社会和经济价值。2015 年 12 月 22 日，习近平总书记在祝贺中国中医科学院成立 60 周年时强调：“中医药学是中国古代科学的瑰宝，也是打开中华文明宝库的钥匙。当前，中医药振兴发展迎来天时、地利、人和的大好时机，希望广大科研工作者增强民族自信，勇攀医学高峰，深入发掘中医药宝库中的精华，充分发挥中医药的独特优势，推进中医药现代化，推动中医药走向世界，切实把中医药这一祖先留给我们的宝贵财富继承好、发展好、利用好，在建设健康中国、实现中国梦的伟大征程中谱写新的篇章”。2017 年 1 月 18 日，国家主席习近平在瑞士日内瓦访问世界卫生组织并会见陈冯富珍总干事。习近平向世界卫生组织赠送针灸铜人雕塑仪式，并为针灸铜人揭幕。习近平在致辞中说：“我们要继承好、发展好、利用好传统医学，用开放包容的心态促进传统医学和现代医学更好融合。中国期待世界卫生组织为推动传统医学振兴发展发挥更大作用，为促进人类健康、改善全球卫生治理做出更大贡献，实现人人享有健康的美好愿景”。

当前，我国进入全面建成小康社会决胜阶段，满足人民群众对简、便、验、廉的中医药服务需求，迫切需要实现中医药科学化的突破；深化医药卫生体制改革，加快推进健康中国建设，迫切需要实现中医药科学化的突破；适应未来医学从疾病医学向健康医学转变、医学模式从生物医学向生物—心理—社会模式转变的发展趋势，迫切需要实现中医药科学化的突破；继承和发展中医药的绿色健康理念、天人合一的整体观念、辨证施治和综合施治的诊疗模式、运用自然的防治手段和全生命周期的健康服务，促进经济转型升级，培育新的经济增长动能，迫切需要实现中医药科学化的突破；传承和弘扬中华优秀传统文化，实施“走出去”战略，推进“一带一路”建设，迫切需要实现中医药科学化的突破。

现代生物学研究虽然已经深入到分子水平，但我们对人体的认识仍然存在很大的死角，尚需从另外的角度研究人体，同时传统中医药理论如何与现代生物医学接轨，使中医药研究能够很好地利用现代医学的研究结果和研究手段，也是中医现代化的必由之路。为了达到这个目的必须建立一个中、西医共同的研究平台，而这一平台的基础是建立双方都能接受的基础理论。目前世界范围内对中医基础理论的研究都把目标寄托于对经络研究的突破。长期以来国家对中医的基础研究极为重视，对经络实质的研究投入了大量的人力、物力和财力，出现各种假说，但并未取得根本性的突破，经络与穴位的实质结构仍是众说纷纭，莫衷一是，在世界范围内尚无统一的认识。由于中医药没有被科学化阐述，创新不够。我国中医药资源总量尚显不足，中医药发展出现萎缩现象，中医药服务能力薄弱，发展规模和水平远远不能满足人民群众健康需求，严重影响中医药可持续发展；中医药走向世界面临各种制约和壁垒，国际竞争力低下；所以中医药科学发展迫切需要科技创新。

本教材作为《筋膜学》全国地方高校 UOOC 联盟课程配套使用，主要内容均按实际授课的章节和主讲老师讲授的言语提炼而成，尚存在泛口语化等问题，期望下次再版时改进，同学们如果学有余力，可以配合《筋膜学》通用教科书等筋膜学系列相关书籍一并使用。同时也欢迎广大中医爱好者、中西医临床工作者和从事养生美容健康行业的读者们提出宝贵意见。在《筋膜学》的编写和拍摄过程中，得到了深圳大学校领导、教务部领导、教务部教材中心纪劲鸿老师、深圳大学传媒实验教学中心薛英忠、吴燕玲等老师的大力支持。本课程助教深圳大学医学部硕士研究生赵子葳同学，以及王军老师的研究生王琪翔、陈巍同学也为本书的出版付出了辛勤劳动，在此一并表示感谢！同时也对深圳市捷派文化传播有限公司以田余导演为首的《筋膜学》MOOC 拍摄团队表示感谢！

在筋膜学研究发展过程中，得到了百川（深圳）健康科技有限公司、深圳市百士康医疗设备有限公司、深圳市玛特医疗健康科技有限公司、深圳市圣祥高科技有限公司、深圳市嘉里康复医学研究院、河南复健医院管理有限公司、南京新中医学研究院、中国针灸文化环球行组委会等单位的大力支持和帮助，在此亦表示感谢！

党的十八届五中全会提出创新、协调、开放、绿色和共享的发展理念，我们如何实现开放创新，加强与世界的互动，加快构建全方位对外开放新格局，推进现代化国际化科技创新型城市建设，已成为迫切需要解决的课题，我们相信通过中国人原创的筋膜学理论体系可以将具有数千年历史的中医药实现全面科学化和知识产权化。诚然，我们深知任重而道远，人间正道是沧桑，我们还在路上！

编　者

2017 年 10 月

目　录

第一章　筋膜学课程总论

第一节　解剖学在医学中的地位

同学们现在一定有很多问题浮现在脑海中，在进一步学习筋膜学之前，首先要介绍一下什么是**人体解剖学**，我们在学习医学课程的过程中，需要学习掌握的基础课程有很多，但是解剖学被称为医学教育中“基础的基础”，这是因为学生在学习其他课程的过程中，必须要有解剖学知识作为铺垫，所以说解剖学是一个非常基础的课程，并且解剖学在整个医学知识体系中有着非常重要的地位。

恩格斯曾经说过：“没有解剖学就没有医学。”可以说是把解剖学放在了非常重要的地位。我国著名学者**钟南山**院士也曾给深圳大学医学部解剖学教研室题词：“解剖学是医学的基础。”筋膜学的提出者原林教授就读硕士、博士研究生时的导师、南方医科大学**钟世镇**院士也专门为深圳大学医学部解剖学教研室题词：“大爱无疆，无语体师”。这也体现了从事医学专业必须要有大爱精神和人文考量。

***注　释**

人体解剖学（human anatomy）　是一门研究正常人体形态和构造的科学，隶属于生物科学的形态学范畴。在医学领域，它是一门重要的基础课程，其任务是揭示人体各系统和器官的形态和结构特征，各器官、结构间的毗邻和位置关系等，为进一步学习后续的医学基础课程和临床医学课程奠定基础。人体解剖学也是美术、音乐、体育、心理学、殡葬学、法医学等学科的必修科目。

弗里德里希·冯·恩格斯（Friedrich Von Engels，1820.11.28-1895.8.5）　德国思想家、哲学家、革命家，马克思主义的创始人之一，是卡尔·马克思的挚友，被誉为“第二提琴手”，他为马克思创立马克思主义提供了大量经济上的支持，在马克思逝世后，帮助马克思完成了其未完成的《资本论》等著作，并且领导国际工人运动。除与马克思合撰著作外，他还著有《自然辩证法》《家庭、私有制、国家的起源》等。1895 年 8 月 5 日，恩格斯因患晚期食管癌在位于泰晤士河边的寓所内逝世。

钟南山（1936.10.20—）　福建厦门人，出生于南京。出身医学世家，著名呼吸病学专家。1960 年毕业于北京医学院（今北京大学医学部），1996 年 5 月当选中国工程院院士，2007 年获英国爱丁堡大学荣誉博士。2003 年获得抗击“非典”先进人物称号。历任中华医学会会长、广州呼吸疾病研究所所长、广州市科协主席、广东省科协副主席等职。主要从事高氧/低氧与肺循环关系研究。首批国家级有突出贡献专家，先后担任中华医学会呼吸分会主任委员、联合国世界卫生组织吸烟与健康医学顾问、国际胸科学会特别会员、亚太地区执委会理事。

钟世镇（1925.9.24—）　广东五华人，临床解剖学专家、中国现代临床解剖学奠基人、中国数字人和数字医学研究倡导者。1952 年毕业于中山大学医学院；1985 年晋升为南方医科大学教授；1997 年当选为中国工程院院士。历任南方医科大学临床解剖学研究所所长、中国解剖学会名誉理事长、中国数字人研究联络组组长。1985 年，钟世镇编著了国际上第一部《显微外科解剖学》(英文版，英国出版)，从此中国显微外科长期处于国际先进水平。2000 年，钟世镇出版了 1000 万字的《现代临床解剖学丛书》，成为中国临床解剖学的里程碑。2002 年，中国数字化虚拟人系列研究被列入国家“863”项目并正式启动，使中国成为继美国、韩国后第三个拥有本国虚拟人数据库的国家，钟世镇担任课题组联络人，原林教授担任课题负责人。

第二节 解剖学的学科特点

我们通常说：“万丈高楼平地起。”如果把医学比作是一幢大楼，那么**解剖学**就是大楼的根基，根基的特点是稳固和不动。解剖学已经经过几百年的研究，它的内容和基本知识已经研究得非常透彻了，从这个意义上说，想在解剖学上有大的突破是相当困难的，所以有的人说：解剖学是一个衰老的学科，甚至是垂死的学科。的确，解剖学被研究得已经相当透彻，但是这样说只是从解剖学不变的角度。如果我们换一个角度去理解解剖学，真的像过去认为的那样解剖学已经一成不变了吗？

针对这个问题，我们不妨换一个角度思考，在一个学科面临发展停滞的情况下，我们要反思是不是我们看问题的角度出现了问题？如果用动的概念去看解剖学，它会出现一种什么情况呢？南宋诗人**陆游**有一句诗说道：“山重水复疑无路，柳暗花明又一村。”实际上我们研究的主题没有变，只是观察的角度发生了改变，就像一个矿泉水瓶放在我们身前，我们从侧面看可以看到它的商标和文字，如果我们换一个角度，比如从它的瓶底看过去，也许这个瓶底所发现的东西跟原来是完全不同的。现在，我们重新审视人体，用筋膜学的角度去观察，会有哪些不一样的发现呢？

***注　释**

解剖学　医学中最古老的科学。早在史前时期，人们通过长期的实践，如狩猎、屠宰畜类和战争负伤等，即已对动物和人体的外形与内部构造有了一定的认识，在石器时代的人居洞穴的壁上留有很多粗浅的解剖图画，古代中国和古埃及即有尸体防腐知识，几千年前留下来的木乃伊(干尸)也是研究古代历史的宝贵财富。早在我国战国时代，我国第一部医学经典著作《黄帝内经》中已有关于人体解剖学知识的广泛记载。《黄帝内经》中提到“若夫八尺之士，皮肉在此，外可度量循切而得之，其尸可解剖而视之，其脏之坚脆，腑之大小，谷之多少，脉之长短……皆有大数。”在此已明确提出“解剖”，并载有学习与研究方法“度量循切”，还有一定的调查统计，“皆有大数”，书中已有对胃、心、肺、脾、肾等内脏名称、大小和位置等的记载，很多名称仍为现代解剖学所沿用，很多数据经过核对，发现与现代人体解剖学相似，说明古人确实从事过实地解剖与测量。在古希腊时代，希波克拉底(Hippocrates，被称为西方医学之祖)和亚里士多德(Aristotle，哲学家、动物学家)进行过动物解剖，并有著述。西方最早的、较完整的解剖学论著是 Galen(盖伦，公元 130 年～201 年)所著的《医经》，这部书是 16 世纪以前西方医学的权威巨著，书中有很多解剖学资料，对血液运行、神经分布、脑、心等内脏都已有较具体的记载，其资料主要来自动物解剖，故错误较多。由于当时在宗教统治的黑暗时代，禁止解剖人体，因此解剖学和医学以及其他科学一样，都受到了限制，未能发展。随着欧洲的文艺复兴(15 世纪)，各种科学都有了蓬勃的发展，解剖学也有了相应的发展。如达·芬奇(Leonardo da Vinci)的解剖学图谱，描绘精细准确，在现代也是罕见的。文艺复兴时代最伟大的解剖学家是意大利人 Vesalius(公元 1514 年—1564 年)，他是创立现代解剖学的奠基人。他冒着受宗教迫害的危险，亲自从事人体解剖，著有《人体构造》（1543 年）这一伟大的解剖学巨著，全书共七册，系统完善地记述了人体各器官系统的形态构造，纠正了很多 Galen 的错误论点，为医学的新发展开辟了道路。继他以后，17 世纪的 Harvey 利用动物实验证明了血液循环的原理，提出了心脏血管是一套封闭的管道系统，为生理学发展成一门独立的学科开辟了道路，使生理学从解剖学中划分出去。Leveenhawk 发明了显微镜，Malpighi 观察了动植物的细胞，从而创建了组织学。19 世纪的 Schleiden 和 Schwan 创立了细胞学，推动了组织学和细胞学的发展。Golgi 对神经系组织构造的仔细研究，奠定了现代神经解剖学的基础；Cajal 和 Nissl 的研究，更把神经解剖学的研究引向深入。解剖学是医学体系的基石，其重要性如何形容都不为过。我国的解剖学研究虽然在古代已有很大成就，但是由于长期受封建社会制度和儒家思想的束缚，未能得到较大发展。汉代的华佗、晋代的孙思邈、宋代的宋慈和清代的王清任等都曾对医学做出巨大贡献，也在解剖学上取得一定的成就。但我国的现代解剖学只是在 19 世纪由西方传入现代医学以后才逐渐发展起来的。19 世纪末和 20 世纪初，由于唯心主义和形而上学思想的影响，人体解剖学走上了孤立静止地描述人体形态结构的境地，使部分学者感到彷徨和失望，认为解剖学已经成为“化石”，到了山穷水尽的地步，完全看不到发展的前景。

陆游（公元 1125 年—公元 1210 年）　字务观，号放翁，越州山阴（今浙江绍兴）人，南宋文学家、史学家、爱国诗人。陆游生逢北宋灭亡之际，少年时即深受家庭爱国思想的熏陶。宋高宗时，参加礼部考试，因受秦桧排斥而仕途不畅。宋孝宗即位后，赐进士出身，历任福州宁德县主簿、敕令所删定官、隆兴府通判等职，因坚持抗金，屡遭主和派排斥。乾道七年（公元 1171 年），应四川宣抚使王炎之邀，投身军旅，任职于南郑幕府。次年，幕府解散，陆游奉诏入蜀，与范成大相知。宋光宗继位后，升为礼部郎中兼实录院检讨官，不久即因“嘲咏风月”罢官归居故里。嘉泰二年（公元 1202 年），宋宁宗诏陆游入京，主持编修孝宗、光宗《两朝实录》和《三朝史》，官至宝章阁待制。书成后，陆游长期蛰居山阴，嘉定二年（公元 1210 年）与世长辞，留绝笔《示儿》。陆游一生笔耕不辍，诗词文俱有很高成就，其诗语言平易晓畅、章法整饬谨严，兼具李白的雄奇奔放与杜甫的沉郁悲凉，尤以饱含爱国热情对后世影响深远。陆游亦有史才，他的《南唐书》，“简赅有法”，史评色彩鲜明，具有很高的史料价值。其中“山重水复疑无路，柳暗花明又一村”出自其《游山西村》一诗，在景物的描写中寓含哲理，因而成为广泛流传的名句。

第三节　筋膜学研究对中医复兴的意义

这门慕课的目的就是带大家走进《筋膜学》，让大家了解什么是筋膜学？它和科学中医又有什么联系？通过本课程的学习，你会认识到人体结构和我们原来的认识是大不一样的，你从中会学到和一般的医学院校所教授的解剖学不一样的知识。而且对非医学专业的学生来说，也可以通过本课程的学习对自己有一个全新的认识，对我们了解自身、拥有健康的体魄都非常有帮助。

解剖学既然是基础的基础，像是万丈高楼的根基，解剖学发生了变化之后，其他建立在解剖学知识上的各种**医学**基础学科、**临床医学**学科以及中间桥梁课程都要发生相应的改变。医学专业人员可以从中找到自己的研究思路，促进自己的医学研究和疾病诊治工作。另外，对于大多数学生来说，就是对中医有一个全新的认识。比如说中医是不是科学的？中医应不应该废除？支撑中医的一些关键性科学问题如何去解决？等等。还有我们都知道的中医的经络，但经络的本质是什么？什么是任督二脉等问题如何用筋膜学知识去理解？学完这门课，相信你会得到答案。

*注　释

医学（Medicine）　处理健康相关问题的一种科学，以治疗预防疾病和提高人体机体健康为目的。狭义的医学只是疾病的治疗和机体有效功能的恢复，广义的医学还包括中国养生学和西方的营养学等。医学的科学性在于应用基础医学的理论不断完善和实践的验证，例如，生物化学、生理学、微生物学、解剖学、病理学、药理学、统计学、流行病学、中医学及中医技能等来治疗疾病与促进健康。

东、西方历史文化背景是中、西医学形成和发展的土壤。公元 2 世纪，东、西方的两位医学巨匠张仲景和盖伦传承了不同的学术思想，创建了迥异的医学模式，发展和完善了不同的理论体系，使中、西医学各自走向了两条完全不同的发展道路。在汉代医学家张仲景所著述的《伤寒杂病论》之前，就有《黄帝内经》《难经》《本草经》等古典医药典籍。张仲景总结了汉代以前的医学成就，继承了《黄帝内经》等基本理论和丰富的医药知识，结合自己的临床实践，写成了《伤寒杂病论》。其贡献在于确立了中医学辨证论治的理论体系，为后世中医临床医学的发展奠定了坚实的基础。在西方，盖伦的一生生活在罗马帝国的安东尼父子的执政期。罗马帝国的繁荣为盖伦的医学成就及西方医学的昌盛，提供了可靠的政治、经济、科技和文化保证。盖伦继承希波克拉底的学术思想，著述 200 余部著作，现存的 83 部著作中，内容涉及解剖、生理、病理、卫生、药物、《希波克拉底文集》研究、哲学、语言学、逻辑学、数学、历史、法律等。盖伦倡导实证医学，他的科学方法论具有重视实验、疾病局部定位思想、重视形式逻辑、强调演绎法等特点，对后世西医学的发展影响深远。

东、西医学在张仲景和盖伦完全迥异的医学模式引导下，步入了各自的历史进程。在中华文化强调“中和”的大背景下，国内中医药学术界便有了“海纳百川”的宽松气氛。出现了学术流派精彩分呈，如温病的寒温之争、经方时方之别等。但是，随着现代科学技术的进步和社会的发展，特别是医疗实践的发展，传统的中医学理论已无法诠释新的科学事实，因此，中医药逐渐衰退，被边缘化，成为自然疗法、传统医学的代名词。

临床医学（clinic）　研究疾病的病因、诊断、治疗和预后，提高临床治疗水平，促进人体健康的科学。国内临床医学专业的培养目标：培养具备基础医学、临床医学的基本理论和医疗预防的基本技能，能在医疗卫生单位、医学科研等部门从事医疗及预防、医学科研等方面工作的医学高级专门人才。培养要求：主要学习医学方面的基础理论和基本知识，受到人类疾病的诊断、治疗、预防方面的基本训练，具有对人类疾病的病因、发病机制作出分类鉴别的能力。毕业生需获得以下几方面的知识和能力：①掌握基础医学中临床医学的基本理论、基本知识。②掌握常见病名发病诊断处理的临床基本技能。③具有对急、难、重症的初步处理能力。④熟悉国家卫生工作方针、政策和法规。⑤掌握医学文献检索、资料调查的基本方法，具有一定的科学研究和实际工作能力。

思　考　题

1. 为什么说解剖学是医学的基础？
2. 除了医学之外，学习生活中哪些地方还可以用到解剖学？
3. 中医是科学吗？为什么？

第二章　东、西方医学发展史

第一节　东西方对人类起源的比较

本章将给大家简要介绍中西医学的发展史，那么解剖学和中西医学发展史有什么关系呢？首先要明白，我们从一个全新的角度去认识人体，用“人体结构的两系统理论”去研究人体是中国医学研究者所提出来的，在整个医学发展史上可以说是前无古人，所以，我们没有旁证作为比较，在这种情况下，我们去探索中医的一些关键性的科学问题，世界范围内还没有达成共识，所以，在学习人体结构的两系统理论之前，一定要了解中西医学的发展历程。

相信各位都知道，我国的学术发展日新月异，越来越多的优秀科研工作者和科研成果都开始在中国出现，但是在世界范围内来看，更多的学术带头人还是在欧美国家。所以国内的很多研究者都喜欢跟踪海外的发展方向。但是，筋膜学作为一个原创的科学理论体系，我们无法跟随任何人的脚步，方向需要我们自己把握。这样在没有批评，没有引导，没有对立面的情况下，作为一个科研工作者来说，有时并不见得是好事。当研究一段时间以后，我们要回头看看自己是否还在正确的道路上，然而，这是远远不够的。

一方面，我们必须向古人学习，我们通常说“**以史为鉴，可以知兴替**”，就是向历史的经验学习。另一方面，就是要向西方学习，“**他山之石可以攻玉**”，就是以东西方不同的思维来思考研究问题的对错，找到中西医之间的优势和不足，只有通过对中西医学史的比较，才能够实现我们的最终目的——中医真正的复兴，也就是我们所说的中医科学化。

中医复兴在整个社会、整个中华民族的复兴中占有非常重要的地位，所以，我们一定要向古人学习，向东西方的哲学家、科学家们学习，并从中总结出研究方法，建立新的学科体系。在比较中西医学史的方面，要从最根本的环节进行比较。第一个我们要比较的问题就是东西方关于人类起源的说法。在西方，以欧洲文化为背景，人是上帝创造的，《圣经·创世纪》中提到，上帝在创世的第六天，根据自己的模样造了亚当和夏娃，然后繁衍生息产生了人类社会。但是，在东方的道家经典著作**《道德经》**中，老子说得非常清楚：“人法地，地法天，天法道，道法自然”，意思是说人生于地上，地来源于天，天来源于道，道产生于自然。也就是说，人是从“道”中来的，从“自然”中来的。“道生一，一生二，二生三，三生万物”，这个“万物”中就包括了作为“万物之灵”的人类。

根据现代的科学研究，我们比较东西方对于人起源的认识，不难发现，东方的说法更加富有逻辑性：人是从自然中、从道中产生的。从进化论的角度看，地球上生命的产生过程也是一个物质积累的过程，从无机物到有机物，从简单生命到复杂生命，从单胚层生物到**三胚层生物**，都是一个不断进化和积累的过程，人类也属于三胚层生物。所以，比较之下，东方对人起源的认识和比喻更接近于现代科学的研究结果。

***注　释**

以史为鉴，可以知兴替　出自唐太宗李世民与大臣魏征的故事。大臣魏征能直率地向唐太宗提意见，经常在朝廷上直抒己见，唐太宗也因为能听取正确意见，所以在他统治时期，政治清明、社会安定，唐朝出现了经济繁荣、国力强盛的局面。魏征病逝后，唐太宗痛哭失声，非常悲伤，下令为魏征立碑，亲自撰写碑文并亲笔书写。唐太宗时常想念魏征，感叹地对群臣说："以铜为鉴，可以正衣冠；以人为鉴，可以知得失；以史为鉴，可以知兴替。"他把魏征比作是一面镜子。

他山之石，可以攻玉 意为别的山上的石头，能够用来琢磨玉器。原比喻别国的贤才可为本国效力。后比喻能帮助自己改正缺点的人或意见。语出《诗经·小雅·鹤鸣》："他山之石，可以攻玉。"明·程登吉《幼学琼林》第二卷："民之失德，乾糇以愆；他山之石，可以攻玉。"

《道德经》 春秋时期老子（李耳）的哲学作品，又称《道德真经》《老子》《五千言》《老子五千文》，是中国古代先秦诸子纷争前的一部著作，为诸子所共仰，是道家哲学思想的重要来源。《道德经》分上下两篇，原文上篇《德经》、下篇《道经》，不分章，后改为《道经》37章在前，第38章之后为《德经》，并分为81章。《道德经》文本以哲学意义之"道德"为纲宗，论述修身、治国、用兵、养生之道，而多以政治为旨归，乃所谓"内圣外王"之学，文意深奥，包涵广博，被誉为"万经之王"。《道德经》是中国历史上最伟大的名著之一，对传统哲学、科学、政治、宗教等产生了深刻影响。据联合国教科文组织统计，《道德经》是除了《圣经》以外被译成外国文字发行量最多的文化名著。

三胚层生物（triploblastica） 与二胚层生物相对应的动物，扁形动物以上的全部动物门都属三胚层生物。成体的构造来源于内胚层、中胚层、外胚层三个胚层。与广义的体腔动物是一致的。相对二胚层生物来说较为高级，但无骨骼组织。

第二节 东西方对生与死的认识

我们弄清了"人从哪里来"的问题之后，第二个重大问题就是"人到哪里去"的问题。在古代西方和现代基督教社会的认识中，人死之后是升入天堂或者下到地狱的。相信上帝并按照上帝的意思去做事，死后就可以进入天堂，如果不相信上帝或者不按上帝的意愿去做事，死后就会下地狱。如果真是这样，世界上的大事小情都要由上帝来决定，那上帝的负担是不是太重了点？

在中国古代的道家文化中，就没有主宰一切的上帝或其他的神。在世上"道"是最大的，"道"主导一切，"**其大无外，其小无内**"，人类的生命过程就是要学道、明道、悟道、修道，最终成仙得道。人们总以为所谓"成仙得道"是一种迷信的说法，其实我们现在理解的"成仙得道"，实际上就是健康长寿的概念。因此，还是没有解决人死后去哪的问题。

所以从东西方文化背景中可以看出，东西方对人的生和死的认识还是有很大差异的。

***注 释**

其大无外，其小无内 出自道家，《关尹子》曰："古之善揲蓍灼龟者，能于今中示古，古中示今，高中示下，下中示高，小中示大，大中示小，一中示多，多中示一，人中示物，物中示人，我中示彼，彼中示我。是道也，其来无今，其往无古，其高无盖，其低无载，其大无外，其小无内，其外无物，其内无人，其近无我，其远无彼。不可析，不可合，不可喻，不可思。惟其浑沦，所以为道。"

第三节　中医的历史沿革

中国的中医学起源于三皇五帝时期，相传伏羲发明了针灸并尝试草药。在公元前3000多年，中国的轩辕黄帝与岐伯等人进行了广泛的医学讨论，后人在这些讨论的基础上不断增补删改，逐渐形成了后来的《黄帝内经》，在世界上第一个提出了“不治已病治未病”这一防病养生保健康的预防医学观点。

在周朝（公元前1046年—公元前256年），中国就建立了世界上第一个医院和医疗制度，周代的医疗机构设有医师、上士、下士、府（管药库）、史（管记录）、徒若干人。下面又分食医（管饮食卫生）、疾医（内科）、疡医（外科）、兽医四种，这是世界上最早的医学分科。医师总管医药行政，并在年终对医生进行考核；《周礼》记载“岁终则稽其事，以制其食”，就是说，医生每年都要通过年终考核增减俸禄。当时的患者已经分科治疗，而且建立病历。“死终则各书其所以，而入于医师”，规定在死者病历上要写明死因，然后送交医师存档，以便总结医疗经验，提高医疗技术。这也是世界上最早的病历制度。

在春秋战国（公元前770年—公元前221年）时期名医辈出，秦国有名医医缓，齐国有长桑和他的徒弟扁鹊。扁鹊发明了中医独特的辨证论治，并总结为“四诊”方法，即“望、闻、问、切”。扁鹊看病行医有“六不治”原则：一是依仗权势，骄横跋扈者不治；二是贪图钱财，不顾性命者不治；三是暴饮暴食，饮食无常者不治；四是病深不早求医者不治；五是身体虚弱不能服药者不治；六是相信巫术不相信医道者不治。后世尊称他为神医扁鹊。春秋战国时流行的主要医学著作有《黄帝内经》《黄帝外经》《扁鹊内经》《扁鹊外经》《白氏内经》《白氏外经》和《旁篇》七部，合称“七经”。现仅存《黄帝内经》，其他六部已失传。

在秦朝（公元前221年—公元前207年）出现了世界上最早的专门法医——“令史”。秦律规定，死因不明的案件原则上都要进行尸体检验，司法官如果违法不进行检验，将受到处罚。秦代的《封诊式》对法医鉴定的方法、程序等有较为详细的记载。在人命案件中，鉴定检验的主要内容有尸体的位置、创伤的部位、数量、方向以及大小等。令史检验完成之后，必须提交书面报告，称为“爰书”，是世界上最早的法医鉴定和现场勘察报告。秦代还在世界上第一个建立了传染病医院——“疠迁所”，并制定了最早的治疗传染病的隔离制度。据1975年湖北省云梦睡虎地出土的秦简中记载：当时规定，凡经医生在给病人检查后发现有鼻梁塌陷、手上无汗毛、声音沙哑、刺激鼻腔不打喷嚏等症状者，一律送至疠迁所隔离治疗。这说明中国古代对传染性疾病的治疗措施，很早就已经是得力有效的。

到了西汉时期（公元前202年—公元8年），中医的阴阳五行理论已经非常完备，名医则有太仓公淳于意和公乘阳庆。东汉出现了著名医学家张仲景和华佗。张仲景完善了中医的辨证理论，被尊称为医圣。他著有《伤寒论》《疗妇人方》《黄素方》《口齿论》《平病方》等医书，最终流传下来的医书被后人编纂为《伤寒杂病论》和《金匮要略》。张仲景采用辨证论治的基本原则，在《伤寒论》中归结为“八纲辨证”和“六经论治”，经由这两种方法辨证论治后，再采用“八法”（汗、吐、下、和、温、清、补、消）治疗疾病。“八纲辨证”是书中贯彻辨证论治的具体原则，所谓“八纲”（阴、阳、表、里、寒、热、虚、实）是运用“四诊”（望、闻、问、切）分析和检查疾病的部位、性质而归纳出来。“六经论治”是整个脏腑经络学说在临床医学上的具体运用。东汉末年，华佗则以精通外科手术和麻醉名闻天下，华佗是世界上第一个使用麻醉术进行手术的人，他发明的麻沸散是世界上最早的麻醉药物，还创立了世界上最早的健身体操之一“五禽戏”。在汉代，大量的医药和历算等书籍传入西藏（据《西藏王统记》记载）。在汉代还出现了专门性的妇科医院，西汉时的“乳舍”是世界上最早的妇产医院。

南北朝时期（公元420年—公元589年）问世了世界上最早的两本儿科专著，即王末钞的《小儿用药本草》和徐叔响的《疗少小百病杂方》。南朝宋元嘉二十年（公元443年），太医令秦承祖创建了世界上第一个医学院。到了公元6世纪，隋朝完善了这一医学教育机构，并命名为“太医署”，署内分医、药两部，太医令是最高官职，丞为之助理，下有主药、医师、药园师、医博士、助教、按摩博士、祝禁博士，在校师生最多时达580人之多。

在唐朝（公元618年—公元907年），孙思邈总结前人的理论并总结经验，收集药方多达5000多个，编篡了《大医精诚》《千金要方》和《千金翼方》三本医学著作，后世尊称他为“药王”。唐朝以后，中国医学理论和著作大量外传到中亚、西亚等地。

到了唐末宋初，儿科专著《颅囟经》问世流行，而世界医学史上第一个著名儿科专家钱乙（公元1032—公元1113年）则受此书启发，撰写了著名的儿科巨著《小儿药证直诀》，后人把钱乙尊称为“儿科之圣”、“幼科之鼻祖”。北宋时期（公元960年—公元1127年），北宋政府设立翰林医学院即太医局，医学分科已经非常完备，并且统一了中国针灸穴位，出版《新铸铜人腧穴针灸图经》。北宋的宋慈出版了世界上最早的法医学著作《洗冤集录》。

在明朝（公元1368年—公元1644年），著名医药学家李时珍的药学巨著《本草纲目》成书，这本书不仅是药物学专著，还包括植物学、动物学、矿物学、化学等方面的知识。《本草纲目》刊行后很快传入日本、朝鲜及越南等亚洲地区，在公元17、18世纪先后被翻译成多种欧洲语言。另一方面，李时珍是世界上第一个提出大脑负责精神感觉、又发现胆结石病、利用冰敷替高热病人降温以及发明消毒技术的医学家。自宋元到明清时期中医出现了诸多的医学流派。同时在朝鲜研究中医的所谓东医学也得到了很大的发展，例如许浚撰写了《东医宝鉴》。

自清朝末年，中国受西方列强侵略，国运衰弱。同时，现代医学（西医）随着西方的传教士大量涌入，严重冲击了中医发展。中国出现许多人士主张医学要现代化，中医学受到巨大的挑战。人们开始使用西方医学体系的思维模式来检视中医，使中医学陷入存与废的争论之中。同属中国医学体系的日本汉方医学、韩国的韩医学亦是如此。但是，目前中医作为“古为今用”的医学实例在中国仍然是治疗疾病的常用手段之一，在民间拥有良好的基础。

第四节　西方近代医学历史沿革

西方近代医学是指文艺复兴以后逐渐兴起的医学，一般包括16世纪、17世纪、18世纪和19世纪的欧洲医学。

一、16世纪（公元1501年—公元1600年）的西方医学

欧洲封建社会后期，手工业和商业发展，手工工厂出现，生产力的增长加速促进了对新市场的寻找。1492年，哥伦布发现新大陆，1497年，达·伽马发现好望角，1519年—1522年，麦哲伦环绕世界一周。许多药物如鸦片、樟脑、松香等，由东方传入欧洲。

由于近代资本主义的兴起，首先在意大利形成了资产阶级的知识分子。他们的特点是敢于向传统的教会思想挑战，反对宗教迷信的束缚。他们的口号是：“我是人，人的一切我应该了解”，以此来反对神学的统治。他们一方面传播新文化，一方面竭力钻研和模仿古代希腊的文

化，因此，该时期被称为"文艺复兴"。1543 年，哥白尼出版《天体运行论》，标志着科学史上文艺复兴的开始。

（一）医学革命

文艺复兴运动中，怀疑教条、反对权威之风兴起。于是，医学界也产生了一场以帕拉切尔苏斯（公元 1493 年—公元 1541 年）为代表的医学革命。

中世纪的医学校中，主要讲阿维森纳的《医典》，以及加伦和希波克拉底的著作。教师照本宣科，一切墨守成规，毫无生气。文艺复兴的狂潮，很快波及到医学领域。帕拉切尔苏斯指出人体的生命过程是化学过程，他在巴塞尔大学任教时主张用当时流行的德语写书和讲演，使医学易为大众所接受，这是一件伟大的改革。他重视实践，反对烦琐的经院哲学，反对中世纪顽固的传统和权威观念，他说："没有科学和经验，谁也不能成为医生。我的著作不是引证古代权威的著作，而是靠最大的教师——经验写成的"。他勇敢地向墨守成规和盲目崇拜进行斗争，公开焚毁了加伦和阿维森纳的著作。

（二）人体解剖学的建立

古代的人认为身体是灵魂寄居之处，在封建社会，世界各民族均无例外地禁止解剖人的尸体。因此，人体解剖学得不到发展，这个时代的医书如加伦所著的解剖学中，解剖图几乎全是根据动物内脏绘成。反之，文艺复兴时代的文化，把人作为注意的中心，在医学领域内人们首先重视的就是研究人体的构造。

首先革新解剖学的是意大利的达·芬奇，他认为作为现实主义的画家，有对解剖学了解的必要，尤其需要了解骨骼与肌肉，于是从事人体解剖。不过，他所绘制的 700 多幅解剖图，传至今日仅余 150 余幅，画得大都准确、优美。他首先对加伦的解剖学发生疑问。他曾往气管吹入空气，但无论如何用力，也不见心脏膨胀起来，于是得出结论：加伦所谓肺与心相通的学说是错误的。他还检查过心脏的构造与形态，他所画的心脏较以往的有关图画正确得多。此外，他还发现了主动脉根部瓣膜的活动及其性质，证明瓣膜的作用在于阻止血液回流。

根据直接的观察来编写人体解剖学教科书的工作由意大利的A.维萨里完成。维萨里先肄业于卢万大学，后转入巴黎大学。当时，这两所大学讲解剖时，仍是教授在坐椅上讲课，助手和匠人在台下操作，而且一年内最多只允许进行 3 ~ 4 次解剖。维萨里不满足这种状况，曾夜间到野外盗窃尸体来进行解剖。当时，意大利的帕多瓦大学有欧洲最好的解剖教室，于是，他到那里任教。1543 年，他将工作中积累起来的材料整理成书，公开发表。这本书就是《人体构造论》。此书指出加伦的错误达 200 多处，如 5 叶肝、两块下颌骨等，并指出加伦解剖学的依据是动物如猴等。维萨里虽然也受到当时保守派的指责，但他发展了解剖学。

总之，16 世纪欧洲医学摆脱了古代权威的束缚，开始独立发展，其主要成就是人体解剖学的建立。这既表明一门最古老的医学学科在新的水平上复活，又标志着西方医学（现代医学）的开始。

二、17 世纪（公元 1600 年—公元 1699 年）的西方医学

16 世纪后期，尼德兰发生革命，产生了独立的资产阶级国家荷兰；17 世纪，英国推翻了专制王权，建立了资产阶级的议会制度。新兴资产阶级为了发展工商业以支持科学技术，提倡宽容。哲学家培根提出经验主义，提倡观察实验，主张一切知识来自经验，并提倡归纳法，他

的名言“知识就是力量”激励了后人的探索热情。笛卡尔是唯理论的代表，他重视人的思维能力，同时，又把机械论观点运用于生理问题的研究，对后世的生命科学影响很大。这时期还出现了一些科学社团，它促进了交流，推动了科学进步。在17世纪，英国科学处于领先地位。

（一）生理学的进步

17世纪，量度观念已很普及。最先在医界使用量度手段的是圣托里奥（公元1561年—公元1636年），他制做了体温计和脉搏计，还制造了一个像小屋似的大秤，可在其中生活、睡眠、运动、进食；在排泄前后，他都称量自己的体重，如此不厌其烦地进行了30余年。他发现体重在不排泄时也在减轻，认为其原因是“不易觉察的出汗”，这可以说是最早的新陈代谢研究。

（二）实验、量度的应用使生命科学开始步入科学轨道

其标志是血液循环的发现。W.S.哈维（公元1578年—公元1657年）毕业于帕多瓦大学，在他以前，帕多瓦大学的解剖学家们曾相继发现并解释了心脏血循的环节。公元1553年，西班牙学者M.塞尔维特（公元1511年—公元1553年）确认血液自右心室流入左心室，不是经过中隔上的孔，而是经过肺脏作“漫长而奇妙的迂回”。哈维最先在科学研究中，应用活体解剖的实验方法，直接观察动物机体的活动。同时，他还精密地算出自左心室流入总动脉，和自右心室流入肺动脉的血量。他分析认为血液绝不可能来自饮食，也不可能留在身体组织内，他断定自左心室喷入动脉的血，必然是自静脉回归右心室的血，这样就发现了血液循环。哈维于1628年发表了著作《心脏运动论》。

（三）显微镜的应用

随着实验的兴起，出现了许多科学仪器，显微镜就是17世纪初发明的。显微镜把人们带到一个新的认识水平，在这以后，科学家利用显微镜取得了一系列重要发现。

（四）临床医学和T.西德纳姆（公元1624年—公元1689年）

内科学直到17世纪一直没有什么进展。医术与中世纪相仿，四体液论点依然是疾病理论的基础。由于当时医生大多研究解部学和生理学，似乎忘记了医生的责任，所以，17世纪的临床医学家T.西德纳姆指出：“与医生最有直接关系的既非解剖学之实习，也非生理学之实验。乃是被疾病所苦之患者。故医生的任务首先要正确探明痛苦之本质，也就是应多观察同样病患的情况，然后再研究解剖、生理等知识，以导出疾病之解释和疗法”。同时，他非常拥护希波克拉底关于“自然治愈力”的思想。这既说明了当时临床学还很落后，也表明他对人体抗病能力的重视。

三、18世纪（公元1700年—公元1799年）的西方医学

在18世纪，欧洲各国已进入了资本主义确立时期。美国独立，法国发生革命，资产阶级在西欧多数国家取得政权，并且向外扩张势力，发展世界贸易。在商品需要的刺激下，首先在英国的棉纺织业发生了技术大革新，发明了织布机和纺织机。1784年，J.瓦特制成改良蒸汽机，它不但应用于纺织工业，也应用于各种工矿业。用机器生产代替手工生产，这便是所谓产业革命。手工工人变成机器工人，工业无产阶级首先在英国形成，生产力大为发展。

（一）病理解剖学的建立

到18世纪，医学家已经解剖了无数尸体，对人体的正常构造已有了清晰的认识，在这基

础上，他们就认识到若干异常的构造。意大利病理解剖学家 G.B.莫尔加尼（公元 1682 年—公元 1771 年）于 1761 年发表《论疾病的位置和原因》一书，描述了疾病影响下器官的变化，并且据此对疾病原因作了科学的推测。他把疾病看作是局部损伤，而且认为每一种疾病都有它在某个器官内的相应病变部位。在他以后，医师才开始用“病灶”解释症状，这种思想对日后的整个医学领域影响甚大。

（二）叩诊的发明

18 世纪后半期，奥地利医生 J.L.奥恩布鲁格（公元 1722 年—公元 1809 年）发明了叩诊。他的父亲是酒店老板，常用手指敲击大酒桶根据声音猜测桶里的酒量。后来，奥恩布鲁格把这个方法用在人的胸腔，以寻找“病灶”。经过大量经验观察，包括尸体解剖追踪，他创立了应用至今的叩诊法。

（三）临床医学教学的开始

在 17 世纪以前，欧洲并无有组织的临床教育，学生到医校学习，只要读书，经过考试及格就可领到毕业证书。17 世纪中叶，荷兰的莱顿大学开始实行临床教学并取消宗教派别的限制，吸收了不少外国学生。到 18 世纪，临床医学教学兴盛起来，莱顿大学在医院中设立了教学病床，H.布尔哈维（公元 1668 年—公元 1738 年）成了当时世界有名的临床医学家。布尔哈维充分利用病床教学，他在进行病理解剖之前，尽量给学生提供临床的症状以及这些与病理变化关系的资料，这是以后临床病理讨论会（C.P.C.）的先驱。

（四）预防医学的成就

E.詹纳（公元 1749 年—公元 1823 年）发明牛痘接种法，这是 18 世纪预防医学的一件大事。16 世纪，中国已用人痘接种来预防天花。18 世纪初，这种方法经土耳其传到英国，詹纳在实践中发现牛痘接种比人痘接种更安全，他的这个改进增加了接种的安全性，为人类最终消灭天花做出贡献。18 世纪末，工业革命兴起。农民大量涌入城市。资本家只管赚钱，不关心工人的生活。工人住在肮脏、潮湿的贫民窟，劳累一天而不得温饱，因而疾病很多。这类问题引起了一些人的注意，加上启蒙运动中传播的博爱思想对一些人产生影响，于是公共卫生和社会医学方面的问题逐渐被提出来。德国人 J.P.弗兰克（公元 1745 年—公元 1821 年）写成《医务监督的完整体系》，其中就谈到公共卫生和社会医学的很多问题。同时，还有人呼吁改善监狱卫生、解放精神病人（不能以残酷的方式如戴脚镣、手铐之类对待精神病人）。这类活动主要是个人活动，直到 19 世纪，政府才逐渐重视这些问题。

四、19 世纪（公元 1800 年—公元 1900 年）的西方医学

19 世纪各主要欧洲国家继英、法之后，先后爆发资产阶级革命。英国在 19 世纪完成了 18 世纪中叶开始的产业革命，之后，法、德、俄、美等国也相继完成产业革命。资产阶级革命和产业革命的进行，摧毁了封建势力，促进了社会发展和生产关系的变革，使生产力大大提高，这对自然科学的发展起了促进作用。

19 世纪，自然科学和技术进步很大。物理学方面，有能量守恒和转化定律的提出，光学的进步，显微镜的进一步改良如复式接物镜（1823 年）、无色镜片（1830 年）、油浸装置（1886 年）等。由于电学的进步，电热器、电气治疗到后半叶相继出现。化学方面，有原子论、元素

周期率的提出，人工合成有机物的出现。德国人 F.维勒（公元 1880 年—公元 1882 年）于 1828 年合成尿素，打破了有机物与无机物之间的界限。生物学方面，有细胞学说、进化论和遗传定律的提出。19 世纪欧洲医学的主要进展有以下几个方面。

（一）细胞病理学

19 世纪初，细胞学说被提出，到 19 世纪中叶，德国病理学家 R.菲尔肖倡导细胞病理学，将疾病研究深入到细胞层次。该学说的基本原理包括：细胞来自细胞；机体是细胞的总和；疾病可用细胞病理来说明。

（二）细菌学的建立

19 世纪中叶，由于发酵工业的需要，以及物理学、化学的进步和显微镜的改进，细菌学诞生了。法国人 L.巴斯德（公元 1822 年—公元 1895 年）开始研究发酵的作用，后研究微生物，证明发酵及传染病都是微生物引起的。德国人 R.科赫（公元 1843—公元 1910 年）发现霍乱弧菌、结核杆菌及炭疽杆菌等，并改进了培养细菌的方法和细菌染色方法，还提出科赫三定律。他们的工作奠定了微生物学的基础。19 世纪最后 30 年是细菌学时代，大多数主要致病菌在此时期内先后被发现。

巴斯德还研究了鸡的霍乱、牛羊炭疽病及狂犬病等，并用减弱微生物毒力的方法首先进行疫苗的研究，从而创立了经典免疫学。以后，在巴斯德研究所工作的俄国人 И.И.梅契尼科夫（公元 1845 年—公元 1916 年）系统阐述了吞噬现象及某些传染病的免疫现象，并于 1880 年发表微生物间的对抗和它们的变异的论述。20 世纪初，他又发现乳酸菌与病原菌在人肠中相互拮抗，并用乳酸菌制剂来治疗某些肠道疾病。他对早期免疫学做出了很大贡献。

（三）药理学

19 世纪初期，一些植物药的有效成分先后被提取出来。例如，1806 年，由阿片提出吗啡；1819 年，由金鸡纳皮中提出奎宁等。至 19 世纪中叶，尿素、氯仿等已合成。1859 年，水杨酸盐类解热镇痛药合成成功，到 19 世纪末精制成阿司匹林。其后各种药物的合成精制不断得到发展。以后，人们开始研究药物的性能和作用。以临床医学和生理学为基础，以动物实验为手段，产生了实验药理学。

（四）实验生理学

到 19 世纪，人们应用物理、化学的理论和实验方法研究机体，从而逐渐兴起实验生理学。法国的 F.马让迪（公元 1783 年—公元 1855 年），德国人 J.P.弥勒（公元 1801 年—公元 1858 年）和法国人 C.贝尔纳（公元 1813 年—公元 1878 年）先后用动物实验对神经和消化等系统进行了大量生理研究，他们的工作奠定了现代生理学研究的科学基础。

（五）诊断学的进步

由于病理解剖学和细胞病理学的影响，当时的临床医学中特别注意对内脏器官病理变化的研究和诊断，想尽各种方法寻找“病灶”，使诊断方法不断充实，诊断手段和辅助诊断工具不断增多。到 19 世纪末，检查工作又或多或少地从直接观察病人转变为研究化验室的检验结果。

18 世纪中叶，奥恩布鲁格就已发明并改进了叩诊法，然而叩诊法受到当时的守旧医生的轻视和嘲笑，未得到应用。直到 19 世纪初，法国医生 J.N.科尔维萨（公元 1755 年—公元 1821 年）经过 20 年研究后对叩诊加以推广，才促进了叩诊法在临床上的应用。

发明听诊的是 R.T.H.拉埃内克（公元 1781 年—公元 1826 年），他是法国病理学家、临床学家。他从希波克拉底的著作中得到对于心肺可以听诊的启示，起先他用自己的耳朵直接听诊，后来制成听诊器，先用纸制，后用木制。他检查了许多病人，研究了用听诊器发现的各种最微小的现象。他进行了许多尸体解剖，把解剖结果与临床现象相对照，从而改进了听诊法。1819 年，他发表论文《间接听诊法》，并根据这种新的检查方法诊断肺和心脏的疾病。

许多临床诊断辅助手段如血压测量、体温测量、体腔镜检查等都是在 19 世纪开始应用的。利用新的照明装置和光学器具，一系列光学器械相继被发明和使用。较早的有德国人 H.赫尔姆霍茨（公元 1821 年—公元 1894 年）的检眼镜，继之喉镜、膀胱镜、食管镜、胃镜、支气管镜等先后被发明，这丰富了临床内科诊断手段，并使进行体腔内的治疗成为可能。

由于化学的发展，临床医学利用化学分析检验方法检查血液的内容物，大大改进了诊断方法。显微镜学的不断进步促使形态诊断学在临床上逐步取得重要地位，它研究机体体液和固体部分的组织结构和有形成分，并研究正常和异常排泄物的结构成分。至 19 世纪末和 20 世纪初，由于微生物学和免疫学的成就，医生的诊断方法更为丰富。

（六）外科学的进步

19 世纪之前，外科非常落后。疼痛、感染、出血等主要基本问题未得到解决，这限制了手术的数量和范围。19 世纪中叶，解剖学的发展和麻醉法、防腐法和无菌法的应用，对 19 世纪末和 20 世纪初期外科学的发展起了决定性的作用。以上几方面的重要成就，为外科的发展铺平了道路。从此，外科学开始迅速发展。19 世纪末期，体腔外科普遍发达，许多临床专业（如妇科、泌尿科、眼科等）中除进行内科处置外，外科方法也获得广泛应用。

20 世纪的医学，由于自然科学的进步，牢固地建立在实验基础之上，在技术上有空前的进步；后来人们看到仅从生物学角度来考虑健康和疾病，是有很大局限性的。1977 年，美国医学家 G.L.恩格尔提出生物–心理–社会医学模式，即从生物学、心理学和社会学三个方面综合考察人类的健康和疾病问题，以弥补过去单纯从生物学角度考察的缺陷，这对未来医疗卫生事业的发展有重大意义。

第五节　东西方医学模式的比较

如果从医学模式来比较东、西方医学，严格来说，**文艺复兴**之前的西方根本就没有医生这个职业。13 世纪以前，人们认为生病是上帝对人的惩罚，生病的人需要去教堂找神父忏悔，以求上帝原谅。如果上帝能原谅你，那你的病就好了，如果不原谅你，病情可能会继续发展。而且在当时，医生是由理发师兼职的，他们通常通过所谓“**放血疗法**”来缓解病人的不适，从现代医学来讲，如果是高血压造成的头昏脑胀，有时候放完血会起到缓解作用，所以，那时候人们对“放血疗法”信以为真，但是现在看来这种方法显然是不科学的。所以，在文艺复兴之前的宗教主导的欧洲所谓“医学”，这种建立在宗教思想文化背景基础上的对疾病的诊疗模式被称为宗教临床模式。

欧洲文艺复兴以后，特别是生物学方面取得重大突破的时候，这种宗教临床模式不攻自破。欧洲社会从中世纪进入到现代社会，现代社会的欧洲是建立在文艺复兴这个伟大运动基础上的。文艺复兴对医学最大的贡献，是**达尔文先生**在 1859 年的著作**《物种起源》**，它从根本上推翻了宗教临床模式的起源，也就是推翻了“神创论”，提出人是进化而来的。达尔文的《物种起源》和“进化论”学说，奠定了现代西方医学的生物学基础和学科基础，也为后来科学研究中的动物实验创造了理论基础，既然人是从其他动物进化而来的，那人类肯定保留了很多动物的特性，后来通过解剖学的研究，也确实证实了人类和动物之间存在的很多相似点。

关于进化论，有一个很经典的故事：达尔文在海洋中发现有两个相邻的岛屿，这两个岛屿均有同一种鸟生活，由于这两个岛上的食物不同，一个岛上的昆虫比较多，这个岛上的鸟的嘴是针状的，特别适合吃昆虫；相隔不远的另一个岛上的食物以坚果为主，所以，这个岛上的鸟嘴逐渐演化成了钳子状，特别适合打开坚果。这个故事告诉我们，生物会在环境的压力下进行适应环境的演化，形成新的亚种，长期的种群隔离就会产生新的物种，这就是达尔文进化论关于物种产生的一个核心例子。所以，不管是达尔文的进化论，还是现代的生物医学研究，许多的科学问题都是在动物身上去寻找答案的。

关于东方医学，我们了解最多的就是中医了，韩国人叫作韩医，日本人称为汉医，实际上它最准确的叫法应该称作：易医。这个“易”是**《易经》**的易，它是改变、变化的意思，实际上，“易学”才是东方民族的核心价值观，也是东方文化的起源，同时是东方医学的起源。那么什么是《易经》呢？简单来说就是：“一阴一阳谓之道”，即任何事物都存在着阴和阳两个方面，所谓“包罗万象，无所不包”、“其大无外，其小无内”就是这个意思。

易医中最核心的三本著作分别是《易经》《道德经》和**《黄帝内经》**，那么这些经典著作对人的理解和描述又是怎样的呢？《黄帝内经》开篇中有一段“岐黄对话”，它提出了这样一个问题：为什么很久以前，人可以活一百多岁还身强体壮，现在的人怎么四五十岁就人老体衰了？从这句话就可以看出易医，也就是中医所关注的核心问题就是健康和寿命的问题。所以，中医是从时间轴、寿命轴，从健康的角度对人体进行干预的。

达尔文的进化论对人进行干预和观察的方向，是从结构、功能以及这两者与环境三个方面进行的，所以说，西方医学观察和治疗的原则也是从功能和结构入手的。相比之下，西方医学较东方医学少了一个“时间”和“寿命”的概念。如果说西方医学还有缺陷的话就是观察面的缺陷，缺少了东方医学的核心观察点和价值观——“时间轴”(“寿命轴”)。所谓中西医真正结合，也就是要将结构、功能和寿命结合起来。

通过研究中医的产生和发展，不难发现，其实中医是一种建立在**哲学**上的临床模式，这种临床模式可称为：哲学临床模式。中医所使用的概念和语言，实际上是一种哲学思维，比如阴阳、五行、虚、实等概念都是建立在一个哲学概念的基础上，这种模式从古代一直延续到今天。当今中医的主流学科内容都是秉承着阴阳、五行和虚实这样的概念去治病的。哲学临床模式和宗教临床模式相比，显然哲学临床模式更加优越。现在影响中医保健和治病理论的，很多都是一种哲学临床模式的概念指导下的应用。

但是与现代医学相比，哲学临床模式真正治病的时候，缺乏了精准性和针对性，随着近两三百年飞速发展的西方医学的兴起而越加明显，现在中医已经被边缘化到了一种非常难堪的窘境。要继续发展中医，就必须和现代科学相结合，要发展哲学科学临床模式，以此取代原来的单纯的哲学临床模式，两者必须优势互补。

如果能将现代医学关注的结构、功能和中医的“时间寿命轴”这三者结合起来，将来我们遵循的医学模式就是三维的、理想的医学模式。从而通过对人体的结构、功能和寿命的关注和研究让我们生活得更加健康和长寿。

*注　释

文艺复兴（Renaissance）　盛行于14～17世纪的一场欧洲思想文化运动。文艺复兴最先在意大利各城市兴起，以后扩展到西欧各国，于16世纪达到顶峰，带来了一段科学与艺术的革命时期，揭开了近代欧洲历史的序幕，被认为是中古时代和近代的分界。文艺复兴是西欧近代三大思想解放运动（文艺复兴、宗教改革与启蒙运动）之一。11世纪后，随着经济的复苏与发展、城市的兴起与生活水平的提高，人们逐渐改变了以往对现实生活的悲观绝望态度，开始追求世俗人生的乐趣，而这些倾向是与天主教的主张相违背的。在14世纪城市经济繁荣的意大利，最先出现了对天主教文化的反抗。当时，意大利的市民和世俗知识分子，一方面极度厌恶天主教的神权地位及其虚伪的禁欲主义，另一方面由于没有成熟的文化体系取代天主教文化，于是他们借助复兴古代希腊、罗马文化的形式来表达自己的文化主张，这就是所谓的“文艺复兴”。意大利最早兴起资本主义萌芽且较多地保留了古希腊、古罗马的文化，所以，文艺复兴最先起源于此。

放血疗法　一种缺乏临床研究的治疗方法，在世界各地的早期医疗历史上大都有所谓的放血疗法。中医的放血疗法是以针刺某些穴位或体表小静脉而放出少量血液的治疗方法。操作时，先行皮肤常规消毒，选用三棱针或粗毫针，速刺速出，针刺入位置一般不宜过深。常用于中暑、头痛、咽喉肿痛、疔疮、腰痛等病症。

查尔斯·罗伯特·达尔文（Charles Robert Darwin，1809.2.12—1882.4.19）　英国生物学家，进化论的奠基人。曾经乘坐贝格尔号舰做了历时5年的环球航行，对动植物和地质结构等进行了大量的观察和采集。出版了《物种起源》，提出了生物进化论学说，从而摧毁了各种唯心的神造论，以及物种不变论。除了生物学外，他的理论对人类学、心理学、哲学的发展都有不容忽视的影响。恩格斯将“进化论”列为19世纪自然科学的三大发现之一（其他两个是细胞学说和能量守恒转化定律），对人类有杰出的贡献。

《物种起源》（The Origin of Species）　全称《论借助自然选择（即在生存斗争中保存优良族）的方法的物种起源》（On the Origin of Species by Means of Natural Selection，or the Preservation of Favoured Races in the Struggle for Life），是达尔文论述生物进化的重要著作，出版于1859年11月24日。全书分为十五编，前有引言和绪论。十五编的目次为：第一，家养状态下的变异；第二，自然状态下的变异；第三，生存斗争；第四，自然选择（即适者生存）；第五，变异的法则；第六，学说之疑难；第七，对自然选择学说的各种异议；第八，本能；第九，杂种性质；第十，地质记录的不完整；第十一，古生物的演替；第十二，生物的地理分布；第十三，生物的地理分布续篇；第十四，生物间的亲缘关系：形表学、胚胎学和退化器官；第十五，综述和结论。

《易经》　指夏代的《连山》、商代的《归藏》及周代的《周易》，这三部经卦书统称为易经。其中，《连山》《归藏》已失传，传世的只有《周易》一种。从本质上来讲，《易经》是阐述关于变化之书，长期被用作“卜筮”。“卜筮”就是对未来事态的发展进行预测，而《易经》便是总结这些预测的规律理论的书。《易经》是中国传统文化的杰出代表，其广大精微，包罗万象，亦是中华文明的源头活水。

（1）《连山》：《周礼》记载，相传为伏羲氏或神农氏所创，成书于夏朝。《连山》和《周易》《归藏》并称为占卜的三易之法。连山是三易之一，以“艮卦”为首。《周礼·春官·大卜》：

“掌三易之法，一曰连山，二曰归藏，三曰周易。”郑玄于《周礼注》称：“名曰连山，似山出内气也”。顾炎武《日知录·三易》：“连山，归藏非易也。而云易者，后人因易之名以名之也。”相传《连山》至汉初时已失佚，桓谭《新论》云：“山（连山）藏于兰台”。北宋邵雍认为：“连山蓍用九十七策，以八为揲，正卦一0一六，互卦一0一六，变卦三二五0一二，以数断不以辞断。其吉凶一定不可易。”又一说《连山》即《数术略》之《夏龟》。马国翰《玉函山房辑佚书》中收有《连山》一卷。

（2）《归藏》：传统认为是商代的《易经》，魏晋以后已经失传。以坤为首卦，故名为归藏。《归藏》是三易之一，《周礼·春官》曰：“太卜掌三易之法，一曰连山，二曰归藏，三曰周易。其经卦皆八，其别皆六十有四。”意思是说《连山》《归藏》《周易》是三种不同的占筮方法，但都是由8个经卦重叠出的64个别卦组成的。相传黄帝作《归藏易》，有四千三百言。宋代家铉翁称：“归藏之书做于黄帝。而六十甲子与先天六十四卦并行者，乃中天归藏易也。”一说《归藏》在汉朝已佚，因为《汉书·艺文志》中没有著录，《隋书·经籍志》亦曰：“《归藏》汉初已亡，晋《中经》有之，唯载卜筮，不似圣人之旨。”明朝杨慎以为汉代时《归藏》未失，“《连山》藏于兰台，《归藏》藏于太卜，见桓谭《新论正经》，则后汉时《连山》《归藏》犹存，未可以《艺文志》不列其目而疑之。”清人朱彝尊云：“《归藏》隋时尚存，至宋犹有《初经》《齐母》《本蓍》三篇，其见于传注所引者。”1993年3月，湖北江陵王家台15号秦墓中出土了《归藏》，称为《王家台秦简归藏》，重启了研究《归藏》的热潮。有人认为“秦简《易占》不仅是《归藏》，更准确一点，应当是《归藏》易中的《郑母经》。”

（3）《周易》：相传系周文王姬昌所作，内容包括《经》和《传》两个部分。《经》主要是六十四卦和三百八十四爻，卦和爻各有说明（卦辞、爻辞），作为占卜之用。《周易》没有提出阴阳与太极等概念，讲阴阳与太极的是被道家与阴阳家所影响的《易传》。《传》包含解释卦辞和爻辞的七种文辞，共十篇，统称《十翼》，相传为孔子所撰。《周易》是一部中国古代哲学书籍，是建立在阴阳二元论基础上对事物运行规律加以论证和描述的书籍，其对于天地万物进行性状归类，天干地支五行论，甚至精确到可以对事物的未来发展做出较为准确的预测。

《黄帝内经》 分《灵枢》《素问》两部分，是中国现存最早的医学典籍，传统医学四大经典著作之一（其余三者为《难经》《伤寒杂病论》《神农本草经》）。《黄帝内经》是一本综合性的医书，在黄老道家理论上建立了中医学的“阴阳五行学说”、“脉象学说”、“藏象学说”、“经络学说”、“病因学说”“病机学说”、“病症”、“诊法”、“论治”及“养生学”、“运气学”等学说，从整体观来论述医学，呈现了自然、生物、心理、社会的“整体医学模式”。《黄帝内经》奠定了古人对人体生理、病理、诊断以及治疗的认识基础，是中国影响极大的一部医学著作，被称为“医书之祖”。

哲学（philosophy） 中文最早使用于19世纪末，是从日本的汉文“哲学”引用过来的，是philosophia（热爱智慧、追求真理）的日本汉文翻译，词义是“以辩证方式，一种使人聪明、启发智慧的学问”，是探索“人与自然”关系的一种方式。哲学可以看作一种尺度，这种尺度的作用在于，从理性存在物本身出发，去寻找理性的本质（本源）以及自存与世界其他存在物的关系。在学术界里，对于哲学一词并无普遍接受的定义，也预见不到有达成一致定义的可能。哲学是对普遍而基本的问题的研究，这些问题多与实在、存在、知识、价值、理性、心灵、语言等有关。

思 考 题

1. 达尔文的《物种起源》有哪些重大的历史和科学意义?
2. 世界上很多人都有宗教信仰，你对“中国人没有信仰”的说法如何看?
3. 你认为中医和西医产生所谓“对立”的主要原因是什么?

第三章 人体结构的两系统理论

第一节 从两维到三维解剖学研究

从本章开始，我们要学习人体结构的两系统理论。筋膜学的核心内容就是：筋膜解剖学，其本质是人体结构的两系统理论。

在传统的医学学习中，解剖学分两门课程，一门是**局部解剖学**，一门是**系统解剖学**。局部解剖学是将人体分为：头、颈、胸、腹、盆、背和四肢，一共10大局部，然后从浅到深，从皮下、肌肉、关节一直到骨骼、内脏，这种研究方式叫作局部解剖学。另一种研究方法和观察角度叫作系统解剖学，系统解剖学是从功能的角度去研究人体，将人体分为运动系统、消化系统、呼吸系统、泌尿系统、生殖系统、内分泌系统、免疫系统、神经系统和循环系统9大功能系统，这9大功能系统组合在一起，就构成了人体。前者是从结构的角度研究人体，后者是从功能的角度研究人体，这两种研究方式被称为两维的解剖学研究模式。

在两维解剖学研究的模式基础上，形成了西医临床上的内科和外科，建立在系统解剖学以“功能”的角度去研究人体的，称为内科，比如消化内科、呼吸内科、心血管内科等。另外一个角度，建立在局部解剖学的基础上的就是外科，比如心胸外科、腹部外科、脑外科等以局部为基础的分科方式，这两种方式结合在一起就叫作两维医学模式。

那么，筋膜学是如何研究人体的呢？在筋膜解剖学中，人体是由筋膜所构成的一个支架，以及被这个支架包绕和支持的各种功能细胞构成的。这个筋膜支架称为：支持与储备系统，而其他的功能细胞所构成的系统就称为：功能系统。这两个系统合起来就称为：人体结构的两系统理论。

传统的解剖学在研究人体的时候，都是从“结构”或者“功能”角度入手，而筋膜解剖学研究和观察人体增加了“时间”的角度。如何维持人的结构和功能，才能使生命的周期不断地延长？这是从时间这个轴线，或者说是从寿命这个轴线去研究人体。通常说的养生保健，防病治病，联系一些中医的相关学科，其本质就是围绕着“时间轴”去干预人体。将来要遵循的这个医疗模式就叫作：三维医疗模式。

筋膜是由**结缔组织**所形成的解剖学结构（图3-1），在传统筋膜学研究的过程中，有广义筋膜和狭义筋膜之分。广义上来讲，所有由结缔组织起源、演化的结构，都可以叫作筋膜，比如骨头、软骨、肌肉、肌腱，甚至血液、淋巴液等，这些都叫作筋膜。而狭义的筋膜特指皮下和肌肉间隙的结构。但这种分类不利于筋膜学的研究，于是笔者提出一种新的分类方法，根据结缔组织的分化程度进行分类。未分化的结缔组织所形成的筋膜，实际上主要是由两种组织所构成，一种叫作疏松结缔组织，一种叫作脂肪组织。所以，以后在这一门课所涉及到的筋膜，只包含着两种组织，已经分化的那一部分，如软骨、骨头、肌腱、韧带，还有血液和淋巴通通不在筋膜学研究的范围。

下面就简单回顾一下两系统理论的提出过程。首先，我们对人体经络和**穴位**的研究已经进行了几十年，可是在研究的过程中，一直没有提出一个很系统的能够支撑筋络和穴位的学说，但是研究表明，经络、穴位和人体的结缔组织关系非常密切。所以，在后来的研究过程中，都

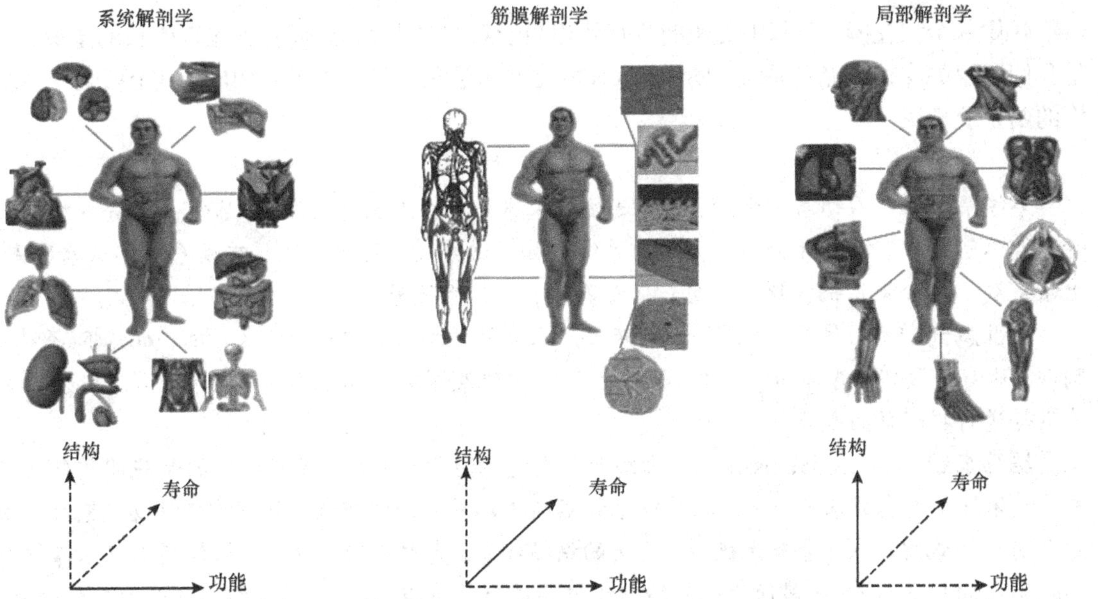

图 3-1　筋膜解剖学

把研究的重点放在结缔组织，或者说是筋膜上去了。我们参与这个工作是得益于一种技术，叫作**数字人**技术。

数字人是美国的科学家首先提出的，就是通过高精度切削和摄像技术把一个人的结构，尤其是内部的结构变成一个数据集，这个工作研究出来以后，学界都觉得它有很大的研究空间。中国国家科技部在 2001 年举办了一次香山科学会议，通过大会讨论用**国家 863 计划**来支持中国数字人的研究，第二年马上又跟进一个中国数字人的数据集研究的 863 计划，在这两个 863 计划的支持下，科研人员就构建了中国数字人的 1 号和 2 号的相对标准的数据集。

拿到了数据集以后，科研人员尝试用这种技术对人体的经络进行重建用以研究人体的经络和穴位。查寻各类文献后粗略统计，人体有 70 多条经络、2000 多个穴位，如果把这些点和线进行扩大的话，那就是遍布全身的一个筋膜支架了。然后，科研人员从内到外把它联系起来，就形成一个立体的支架，它不但是从表面上形成一个支架，实际上这个筋膜支架还联系到内脏，所以说这个筋膜支架是一个立体的支架，是网状的一个支架。虽然有了这个支架，但是还不能完全解释经络和穴位的原理。所以，科研人员用发育生物学的观点去探索这个结构的起源，以及这种结构在其他动物身上是什么状况。

科研人员发现在相对高等的哺乳动物身上，找到了和人类十分相近的筋膜。科研人员沿着物种进化的路线一直追溯到多胚层和单胚层生物的时候，对筋膜支架的认识才豁然开朗。

科研人员一般会用海胆的**囊胚**来研究单胚层生物，在这个囊胚期很短暂的时间里，它处于一个单胚层状态。两胚层生物中经常用水母来作为研究对象，水母的生命周期很短，它从生长发育到受精繁殖最后死亡，一个生命周期在短短的几天内就已经完成了。而且在海洋里面也是一样，一旦水母出现了，就要赶快捕捞，如果捕捞不及时的话很快就没有了，并不是跑了，也不是钻到水底下去了，它的生命周期已经结束了。单胚层生物和两胚层生物的组成结构是相对简单的，但是，它们也有属于自己的支持与储备系统和功能系统。到了三胚层生物就相对复杂很多了，但是无论多么复杂，都可以将其分为支持与储备系统和功能系统两个部分。三胚层生物就像一个大花园，花园中美丽的花卉就相当于它的功能系统，而花卉赖以生长的土壤，就是我们所说的支持与储备系统。同样，人体就也是由这两个最基本系统构成，这个就是人体结构的两系统理论。

*注　　释

系统解剖学　人体解剖学的一种。是按照人体的功能为主要视角，以器官系统分别加以叙述的人体解剖学。将人体分为 9 大功能系统，如运动系统、消化系统、呼吸系统、泌尿系统、生殖系统、内分泌系统、脉管系统、感觉器官和神经系统等。

局部解剖学　人体解剖学的一种。是按照人体的结构为主要视角，以部位（如头部、颈部、胸部、腹部、盆部、背部和四肢等 10 大局部），由浅及深对各部结构的形态、位置及相互比邻关系等进行描述的解剖学。

结缔组织（connective tissue）　由细胞和大量细胞间质构成，结缔组织的细胞间质包括液态、胶体状或固态的基质、细丝状的纤维和不断循环更新的组织液，具有重要的功能意义。细胞散居于细胞间质内，分布无极性。广义的结缔组织，包括血液、淋巴、松软的固有结缔组织和较坚固的软骨与骨，一般所说的结缔组织仅指固有结缔组织而言。结缔组织在体内广泛分布，具有连接、支持、营养、保护等多种功能。

穴位　学名腧穴，指人体经络线上特殊的点区部位，中医师通过针灸或者推拿、点按、艾灸刺激相应的经络点治疗疾病。穴位是中国文化和中医学特有的名词，多为神经末梢和血管较多的地方，也称为穴、穴道。

数字人　狭义的数字人是信息科学与生命科学融合的产物，是利用信息科学的方法对人体在不同水平的形态和功能进行虚拟仿真。其包括四个交叉重叠的发展阶段：可视人、物理人、生理人、智能人，最终建立多学科和多层次的数字模型并达到对人体从微观到宏观的精确模拟。广义的数字人是指数字技术在人体解剖、物理、生理及智能各个层次、各个阶段的渗透，数字人是正在发展阶段的相关领域的统称。数字人研究起于 1989 年美国国立医学图书馆可视人计划，由科罗拉多大学斯皮特教授团队于 1994—1995 年间建立了两个数字化可视人数据集。2001 年，美国科学家联盟（FAS）将人类基因组计划（human genome project，HGP），可视人计划（visible human project，VHP），虚拟人计划（virtual human project，VHP），人类脑计划（human brain project，HBP）概括为数字人计划（digital human project，DHP）。我国由第一军医大学（现南方医科大学）和第三军医大学自 2002 年构建中国人男、女首批数据集开始，已完成 8 套能代表中华民族人种特色的人体解剖数据集。

国家 863 计划（国家高技术研究发展计划）　中华人民共和国的一项高技术发展计划。1986 年 3 月，面对世界高技术蓬勃发展，国际竞争日趋激烈的严峻挑战，邓小平同志在王大珩、王淦昌、杨嘉墀和陈芳允四位科学家提出的“关于跟踪研究外国战略性高技术发展的建议”和朱光亚的极力倡导下，做出“此事宜速作决断，不可拖延”的重要批示，在充分论证的基础上，党中央、国务院果断决策，于 1986 年 3 月启动实施了“高技术研究发展计划（863 计划）”，旨在提高我国自主创新能力，坚持战略性、前沿性和前瞻性，以前沿技术研究发展为重点，统筹部署高技术的集成应用和产业化示范，充分发挥高技术引领未来发展的先导作用。朱光亚是 863 计划的总负责人，参与了该计划的制订和实施。从科技部例行新闻发布会上获悉，国家重点研发计划首批重点研发专项指南已于 2016 年 2 月 16 日发布，这标志着整合了多项科技计划的国家重点研发计划从即日起正式启动实施，这也意味着“863 计划”即将成为历史名词。

囊胚（blastula）　指的是胚胎发育过程中内部产生囊胚液、囊胚腔的胚胎，囊胚中所有细胞都没有开始分化，这个阶段之后胚胎开始出现分化。

第二节　两系统理论的提出

在本章第一节的内容中，我们学习了什么是人体结构的两系统理论。接下来进一步认识人体结构的两系统理论。

为了方便大家理解，可以把人看成一个生态系或者是一个大花园，最下面是土地，土地上生长着各种植物，我们在脑海中构建这么一幅示意图。通过对两系统理论的理解，我们就可以了解中西医的优势与不足。比如西医常用手术切除肿瘤病灶，利用**抗生素**对抗细菌感染，如果不考虑支持与储备系统的话，用药时间太长就会造成支持与储备系统这块“土地”的干瘠。在临床上也发现大量的抗生素使用会使人处于一种亚健康状态。另外，手术以后，也会留下一些后遗症。比如最常见的，胆囊切除以后对消化道的影响是很大的，这种治疗方式不考虑后续的疗效，在西医表现得特别明显，特别是对肿瘤的治疗，西医主要治疗方法之一是手术切除，但是如果切除了人体的重要器官，可以说是后患无穷的。

同样，中医讲究的滋补养生也存在它的不足，这种没有针对性的施肥和灌溉，实际上也浪费了大量资源。现在有很多中医的治疗理念单一，而且形成了所谓的派系。实际上他们治疗的方法都相对地单一，以**活血化瘀**派为例，不管患者哪个地方有病，都给他活血化瘀，这种没有针对性和精准性的治疗方法，就好像漫灌式的灌溉，或者大面积的施肥，可能有效，但更多的是资源的浪费，治疗过度也会有很多后遗症。

上文把人体比作一个大花园，这里面的土壤相当于支持与储备系统，这是一个静态的模型。如果要把人体比作一个动态的模型，蜡烛就是最好的选择。火苗部分为功能系统，蜡杆部分就相当于支持与储备系统（图 3-2），即筋膜支架。蜡烛通过燃烧来发挥自己的功能，蜡杆给蜡烛提供源源不断的染料支持，当蜡烛燃尽时，也就相当于人的寿命走向终结。蜡烛的灯捻相当于人的脊柱，如果脊柱出了问题，那么人的健康将会出现很大的问题。

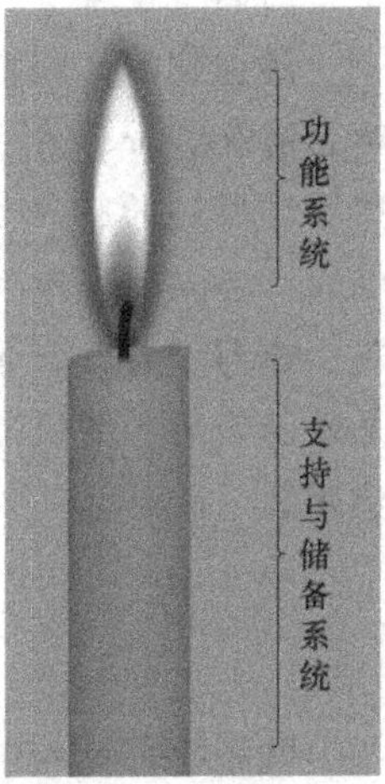

图 3-2　两系统理论——蜡烛动态模型

笔者在与很多临床方面的专家交流的时候发现，在健康保健领域，人们越来越重视脊柱的保养，国内和国际上都成立了脊柱学会，专门研究脊柱对人体健康的影响。

通过前面的学习我们知道，人体是由支持与储备系统和功能系统两部分组成。其实对于一个器官来说，也可以把它拆分成两个部分，比如肝脏、肾脏，它们其实都是筋膜支架，然后在这个支架上包绕了各种功能细胞，从而形成器官。如果用字母 E 表示人体，A 表示支持与储备系统，B 表示功能系统，那么不难得出：E=A/B（图 3-3）

实际上这里的 A 和 B 如果从中医的观念看，就是人由一阴一阳两个部分构成，阳代表的是功能系统，阴代表的是支持与储备系统。

在科学研究的过程中，我们发现很多学科发展到一定程度的时候，都会出现一个“2”现象，比如 DNA 的双螺旋结构，物质与暗物质、阴阳，以及计算机语言中的“01”也是一种 2

的概念。所谓大道至简，科学发展到一定程度，就会发现它们的共性。

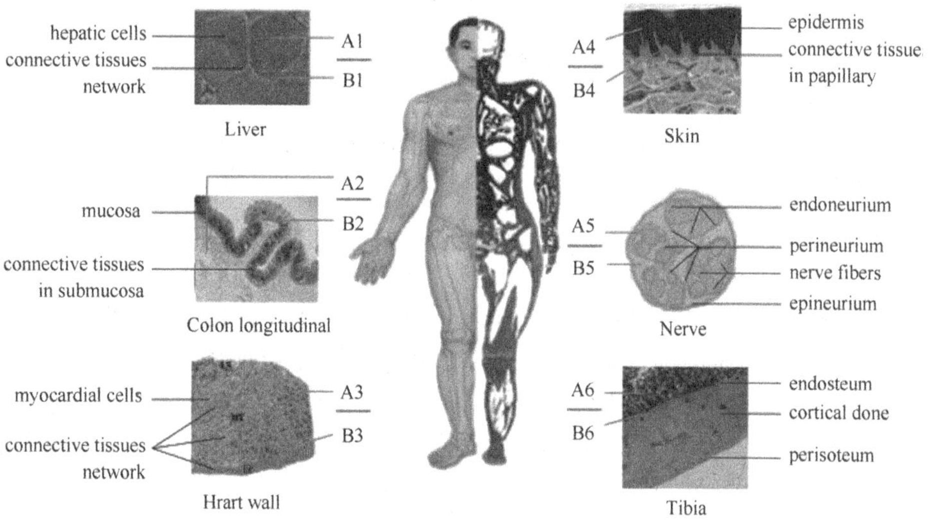

图 3-3　E=A/B

***注　释**

抗生素（antibiotic）　由微生物（包括细菌、真菌、放线菌属）或高等动植物在生活过程中所产生的具有抗病原体的一类次级代谢产物，能干扰其他细胞的发育的化学物质。现在临床上常用的抗生素有转基因工程菌培养液中提取物以及用化学方法合成或半合成的化合物。

活血化瘀　用具有消散作用的或能攻逐体内瘀血的药物治疗瘀血病证的方法。有通畅血脉、消散瘀滞、调经止痛的作用。适用范围很广，如瘀阻于心所致的胸闷心痛、口唇青紫；瘀阻于肺所致的胸痛咳血；瘀阻于肝所致的胁痛痞块；瘀阻于胞宫所致的小腹疼、月经不调、痛经等；瘀阻于肢体所致的局部肿痛青紫；瘀阻于脉络所致的半身不遂等。常用川芎、桃仁、红花、赤芍、丹参、蒲黄、乳香、没药等药物组成方剂，代表方剂有桃仁承气汤、血府逐瘀汤、复元活血汤、温经汤等。活血化瘀常同补气、养血、温经散寒、清热、行气、攻下等治法配合使用。

第三节　从两系统理论看中西医

两系统理论和中医科学化有什么关系呢？在本章第二节中我们了解到支持与储备系统，相当于中医的阴，功能系统相当于阳。中医的**阴阳**理论包罗万象，如果能够将其在医学上的内涵和人体相对应，那么对中医科学化将会是非常有帮助的。

经络理论也是中医理论中非常重要的一部分，那么**经络**是什么呢？从筋膜学的角度看，遍布全身，连通内外，沟通上下，由结缔组织和未分化的结缔组织所形成的筋膜支架，就是经络。中医讲经络是气的运行通道，从形态学上也可以看得非常清楚，人体所有的神经、血管都是被筋膜包绕的，如果筋膜出了问题，这些器官的功能必定会发生异常。所以说不管是从形态上，还是从功能上来说，人体这个筋膜支架都完全具备了经络的内涵。所以，要研究的经络，就是遍布全身的由未分化的结缔组织所形成的支架。

本书重点介绍经络系统中的**任脉**、**督脉**和**皮部**。在筋膜学研究中，任脉指的是全身的内脏筋膜和它的背膜，如口腔、胸腔、腹腔、盆腔里面所有的脏器的被膜、系膜和内膜。这些由疏松结缔组织或者脂肪组织所形成的结构，就是任脉。任脉的筋膜受双重神经支配，这是任脉最大的特点，双重神经就是交感神经和副交感神经。交感神经促进细胞分化，副交感神经促进细胞增殖。人体储备功能的增强，有赖于交感、副交感神经对细胞增殖的作用。中医说的任脉通就调动副交感神经，使内脏筋膜里面的钙细胞的数量增加，这样它才能及时修复内脏的微损伤。微损伤修复以后，就会把疾病消灭在萌芽状态，使内脏的功能保持正常。督脉是遍布在躯体、四肢、肌肉和关节周边的筋膜。皮部指的是皮肤和皮下的筋膜。平常可以通过**冥想**来对任脉进行干预，也可以通过对腹部、腹腔和胸腔底部的深度筋膜按摩来干预，借此打开体内钙离子通道，使得体内的细胞数量和密度增大，调理内脏的微损伤，达到防病治病的目的。

督脉是只受交感神经支配的，督脉接近于体表，所以，经常用外力作用来刺激督脉。通过对督脉的机械敲打，将硬化、纤维化的结缔组织拍打到疏松结缔组织的状态，从而恢复其活性状态。

皮部和皮下都非常浅，皮部和皮下的活性部位主要集中在表皮下面的乳头层，乳头层的血管非常丰富，筋膜的活性物质特别多，又是众多的神经末梢感受器以及淋巴管、毛细血管和一些小静脉、小动脉的集中地带。所以，这个地方是非常活跃的一层，一般采取拍、打、揉、搓的方式进行刺激。中医上的刮痧也是不错的刺激皮部经络的方式。

筋膜学对任脉、督脉和皮部的重新认识，不但在形态上找到了依据，纠正了古书上记载的有些不详之处，而且对它的内涵和干预措施也进行了科学的分析，这对今后的经络和筋膜学的研究是非常重要的。

通过对经络的重新认识，一个个制约中医发展的问题正在逐步得到解决。把古人留下来的这些概念具体化、科学化仍然是现代中医发展的方向。希望通过不懈的努力，有一天把中医这种哲学临床模式提升到哲学科学临床模式，然后用这种模式和西方医学所建立的内科、外科一起，为人类健康事业做出更大的贡献，之后国人所享受到的将是一个三维医疗保障体系所支撑的医学。

*注　　释

阴阳（Yin and Yang）　一个简朴而博大的哲学概念。阴阳哲理具有三个特点：统一、对立和互化。在思维上，它是算筹（算数）和占卜（逻辑）不可分割的玄节点。自然界中生物的基因、人工智能中的二进制都充分彰显了阴阳的生命力。阴阳是中国古代文明中对蕴藏在自然规律背后的，推动自然规律发展变化的根本因素的描述，是各种事物孕育、发展、成熟、衰退直至消亡的原动力，是奠定中华文明逻辑思维基础的核心要素。阴阳有四对关系：阴阳互体、阴阳化育、阴阳对立、阴阳同根。传统观念认为，阴阳代表一切事物的最基本的对立关系，它是自然界的客观规律，是万物运动变化的本源，是人类认识事物的基本法则。阴阳的概念源自古代中国人民的自然观，古人观察到自然界中各种对立又相联的大自然现象，如天地、日月、昼夜、寒暑、男女、上下等，便以哲学的思维方式归纳出“阴阳”这概念。

经络　中医认为，经络是运行气血、联系脏腑和体表及全身各部的通道，是人体功能的调控系统。经络学也是针灸和按摩的基础，是中医学的重要组成部分。经络学说是祖国医学的基础理论核心之一，源于远古，服务当今。在两千多年的医学发展长河中，一直为保障中华民族的健康发挥着重要的作用。中医把经络的生理功能称为“经气”，其生理功能主要表现在沟通表里上下，联系脏腑器官；通行气血，濡养脏腑组织；感应传导；调节脏腑器官的机能活动四个方面。

任脉 最早记载于《黄帝内经》，为人体经脉之一，属于奇经八脉，有“阴脉之海”之称。任脉起于小腹，止于眼眶，共有24个腧穴。此经主要有调节阴经气血、调节生育功能的作用，主要治疗经脉循行部位的相关病症。任脉起于会阴穴，止于承浆穴，单24穴（会阴、曲骨、中极、关元、石门、气海、阴交、神阙、水分、下脘、建里、中脘、上脘、巨阙、鸠尾、中庭、膻中、玉堂、紫宫、华盖、璇玑、天突、廉泉、承浆）。

督脉 中医认为起于小腹内胞宫，下出会阴部，向后行于腰背正中至尾骶部的长强穴，沿脊柱上行，经项后部至风府穴，进入脑内，沿头部正中线，上行至巅顶百会穴，经前额下行鼻柱至鼻尖的素髎穴，过人中，至上齿正中的龈交穴。督脉循身之背，入络于脑，如果督脉脉气失调，就会出现“实则脊强，虚则头重”的病证，这都是督脉之气受阻，清阳之气不能上升之故。由于督脉总统一身之阳气，络一身之阴气，不仅发生腰脊强痛，而且也能“大人癫疾、小儿惊痫”。同时，督脉的别络由小腹上行，如脉气失调，亦发生从少腹气上冲心的冲疝，以及癃闭、痔疾、遗尿、妇女子不育等证。

皮部 中医认为按十二经脉的循行分布而划分的区域，又称十二皮部。为人体经络系统的重要组成部分。十二经脉及其所属络脉，在体表有一定的循行分布范围，与之相应，全身的皮肤也被划分为十二个部分。皮部为包裹人体的最外层，有保护机体、抵御外邪侵袭的作用。此外，还有分泌汗液、调节人体温度以适应四时气候变化的作用。皮部是十二经脉之气散布的部位，与机体脏腑构成整体的联系。皮部的色泽变化、斑疹和敏感点等，是中医望诊、切诊的重要内容，如见青紫色多为痛证；见红色多为热证；见白色多为虚证或寒证。皮部理论在治疗上也有重要意义，无论针灸、拔罐、按摩、药熨、水浴、泥疗等，都是先作用于皮部的理疗方法。

冥想（meditation） 一种改变意识的形式，它通过获得深度的宁静状态而增强自我知识和良好状态。冥想是瑜伽中最重要的一项技法，是实现入定的途径。一切真实的瑜伽冥想术的最终目的都在于把人引导到解脱的境界。一名习瑜伽者通过瑜伽冥想来制服心灵（心思意念），并超脱物质欲念，感受到和原始动因直接沟通。瑜伽冥想的真义是把心、意、灵完全专注在原始之初之中。而随着科学的发展，西方对冥想体系进行了深入的挖掘，使其告别过去晦涩神化的背景，通过简单的练习，即可帮助人们告别负面情绪，重新掌控生活。

思考题

1. 举例说明“换个角度看问题”的重要性。
2. 什么叫人体结构的两系统理论？
3. 中医和西医各有什么优、缺点？

第四章　中医的核心理论与精髓

第一节　阴阳五行、天人合一

一、阴　　阳

“男为阳，女为阴；表为阳，里为阴；背为阳，腹为阴；气为阳，血为阴；实证热证属阳，虚证寒证属阴”，这些都是中医的说法。现在有些人认为中医的阴阳五行学说是迷信或者说是巫术，是中国传统文化中的糟粕，其实这是对中国传统文化概念和思想缺乏理解，或者是带有偏见。阴阳五行是中国古代文明的重要概念和理论，是中国古代认识自然和社会在理论和方法上的创新。这些理论的提出使人们对自然的认识在一定程度上摆脱了过去的神学和巫术，而是用自然主义的概念来认识自然的世界。

“一阴一阳谓之道，大道至简。男子为阳，乾道成男，乾道自强不息；女子为阴，坤道成女，坤道厚德载物。”大家知道，阴阳（图 4-1）其实就是乾坤之道，朗朗乾坤，其实说的就是男和女，“自强不息，厚德载物”，男性要做到自强不息，女性要做到厚德载物，这是天性。

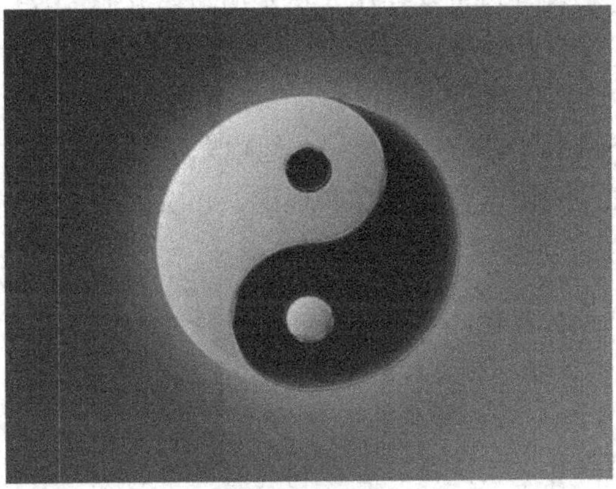

图 4-1　阴阳图

二、五　　行

五行是金、木、水、火、土，这五种是自然界常见的一种事物或者一种现象。金：清肃、敛降，古人把自然界中的各种事物，凡具有清洁、收敛都属于金；木：生发和条达，一种生物在自然环节中它要不断生发条达，比如一棵树要不断生枝散叶，所以古人把具有生长、升发、条达、舒畅这些作用和性质的事物，都属木。水：滋润下行，古人把凡具有寒凉滋润、向下运行的作用或者性质的事物都归属为水；火：炎热向上，凡具有温热、升腾作用的事物都归属于火；土：长养、化育，凡具有生化、养育、受纳作用的事物，都归属于土。这就是金木水火土五行的属性。

三、天人合一

“人法地，地法天，天法道，道法自然”。法的意思是学习和效仿，这句话是老子的《道经》

第二十五章的内容，说的是人要学习自然的力量，也就是中医讲的**天人合一**。自然是最大的，天人合一是中国古代另一个除了阴阳以外的重要概念，它的要点就是人和自然要和谐统一，饮食法地道，居处法天道。这句话的意思是说人的饮食要按自然界的变化规律来选择，相应的季节吃相应的食物，比如夏天吃西瓜可以解暑，如果冬天吃西瓜是增加寒气的行为。居处法天道就是说人的作息规律要适应自然界的变化，日出而作，日落而息，这就是最自然的一种现象，即使是当代最著名的科学家如霍金、温伯格等，也相信宇宙的和谐，追求“终极理论之梦”，也在讨论“**人择原理**”，所以，古人所说的“天人合一”是有科学道理的。

所以，依据阴阳五行的中医核心理论，中医的主要治疗原则是**辨证论治**，在辨证的基础上制订治疗方法，进而选择具体的药物或者是非药物疗法。辨证之前必须深入了解病情，主要依靠中医的四诊：望、闻、问、切。在民间非常熟悉的就是**切脉**、**寸关尺**，然后有各种各样的脉象：如**洪脉**、**涩脉**、滑脉等。中医通过望、闻、问、切四诊取得了临床资料，然后认真分析判断来辨别疾病的原因、性质、部位、阶段、邪正盛衰以及发病机制，这样得出的综合性结论便是中医的证。中医通过了长期的实践，已经总结出了**八纲辨证**、**脏腑辨证**、**病因辨证**、**六经辨证**、**卫气营血辨证**、**三焦辨证**等诸多的辨证方法。中医有八种基本的治法，分别是汗、吐、下、和、温、清、消、补。很多人认为，科学是与历史和文化割裂的，即使有关系也是历史和文化“阻碍”了科学的发展。这种观点对科学的发展是非常有害的，即使过去的理论被证明是错了，因为它在历史上发挥过重要作用，也是值得研究者去关注的。

无疑，我们要全面学习西方科学，但同时也不能忘记自身的文化认同。不能因为中国近代在科学上的落后，就认为中国传统文化中没有什么可取之处。中国毕竟是在相当长的时间，在科学技术的许多方面是不落后于西方，甚至是远远领先于西方。所有这些古代科学的成就，都是人们用“天人合一”和“阴阳五行”概念和理论，在实践中一点一点积累下来的。

*注　释

五行　中国古代的一种物质观。多用于哲学、中医学和占卜方面。五行指：木、火、土、金、水。五行学说认为宇宙万物，都由木火土金水五种基本物质的运行（运动）和变化所构成。它强调整体概念,描绘了事物的结构关系和运动形式。如果说阴阳是一种古代的对立统一学说，五行则可以说是一种原始的普通系统论。五行学说与西方的地、水、火、风四元素学说类似，是集哲学、科学（物理学、化学、生物学）、社会学等诸多科学于一身的理论。五行最早见于《尚书·洪范》记载：“一曰水，二曰火，三曰木，四曰金，五曰土。后人根据对五行的认识，又创造了五行相生相克理论（图 4-2），这个理论主要体现在“五行生克”定律。相生，是指两类属性不同的事物之间存在相互帮助，相互促进的关系，具体是：木生火，火生土，土生金，金生水，水生木。相克，则与相生相反，是指两类不同属性事物间之关系是相互克制的，具体是：木克土，土克水，水克火、火克金、金克木。五行学说用五行之间的生、克关系来阐释事物之间的相互关系，认为任何事物都不是孤立、静止的，而是在不断的相生、相克的运动中维持协调平衡的。这一学说在中医学的应用中，主要是以五行的特性来分析研究机体的脏腑、经络、生理功能的五行属性和相互关系，以及阐释它们在病理情况下的相互影响。

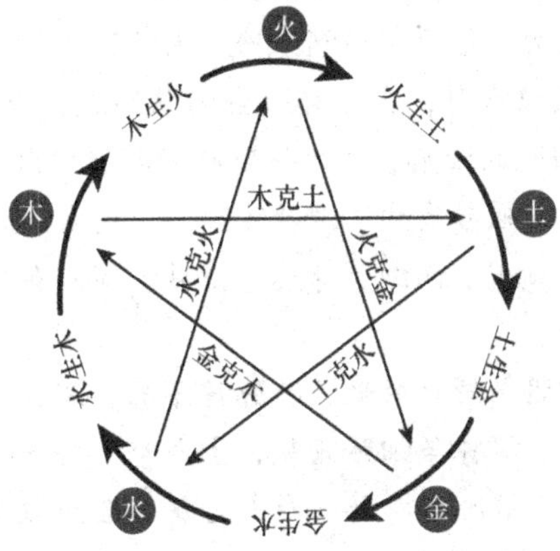

图 4-2 五行生克关系

天人合一 在中医学中主要是指人作为"小宇宙"是如何与天地这个大宇宙相应的，其中，人天同构是《黄帝内经》天人合一观的最粗浅的层次，人天同象与同类则是中医取象比类思想的具体体现，人天同数则是人与天气运数理的相应。总之，是将生命过程及其运动方式与自然规律进行类比，是以自然法则为基质，以人事法则为归宿的系统理论。

人择原理（anthropic principle） 一种认为物质宇宙必须与观测它的智能生命相匹配的理论。该理论认为如果万物与自然定律存在，那时万物与自然定律将会被人类发现。如果万物与自然定律不是那个形态出现的话，人类就不会知道这些定律是怎样出现的。如果只有在很少的一些宇宙空间中，智慧及生命才得以发展并能质疑："为何宇宙是我们看到的这种样子？"回答很简单："如果它不是这个样子，我们就不会在这里。"

辨证论治 中医认识疾病和治疗疾病的基本原则，是中医学对疾病的一种特殊的研究和处理方法，又称辨证施治，包括辨证和论治两个过程。所谓辨证，就是根据诊察收集的资料，通过分析、综合，辨清疾病的病因、性质、部位，以及邪正之间的关系，概括、判断为某种性质的证。辨证论治是认识疾病和解决疾病的过程，是理论与实践相结合的体现，是理法方药在临床上的具体运用，是指导中医临床工作的基本原则。由于它包括了病变的部位、原因、性质，以及邪正关系，反映出疾病发展过程中某一阶段的病理变化的本质，因而它比症状更全面、更深刻，更正确地揭示了疾病的本质。

切脉 即脉诊，是我国最早创用的诊断技术。古代有三部九候的遍诊法，人迎、寸口、趺阳三部诊法和寸口诊法等。后世则以寸口诊法为主，并从脉的位置、次数、性状、形式等，分为多种，前人有二十四脉（《脉经》）、二十七脉（《濒湖脉诀》）、二十八脉（《诊家正眼》）、三十脉（《诊家枢要》）、三十二脉（《诊宗三昧》）等诊法，现多沿用二十八脉。

寸关尺 脉学术语，指寸口脉分三部的名称。历代医家对寸、关、尺各部的长度有着不同的见解，其中以"脉取三寸，三部各为一寸"的观点得到了多数医家的认同。研究认为，三部总长度应根据人腕部桡动脉比较浅露肤表的一段长度来确定，在前臂中所占长度比例应与前臂在人身长中所占长度比例相适应；而各部的长度应按寸关尺分别反映人体上、中、下三段的身长比例来确定。按照上述原则计算，三部总长度以 2 寸最合理，寸关尺长度分别为 6 分、2 分、12 分。

洪脉 中医学名词，脉象之一。指来盛去衰的脉搏。常见于邪热亢盛之证。洪脉的脉体浮大，有如波涛般汹涌来势强而有力，之后就逐渐衰减，因此，脉象在去时比来时显得势缓而力弱。中医说法：当人体内的邪热炽盛时，由于邪热会灼伤阴液，以至于阳气独盛而冲击血脉，此时因脉管中的血液远远不及阳气的强盛，因此导致脉管扩张，出现脉来洪大，脉去稍减的洪脉。洪脉与实脉相类似，脉象都是强盛有力。洪脉主热证，通常是由于阳热亢盛至极，或是由于脏腑间有火热内蕴，所产生如烦渴、面红、身热等症状，因而会出现如波涛般汹涌，来盛去衰的洪脉。

涩脉 脉来参伍不调，细（迟）短止或散，既脉律不齐，又脉力不匀，脉率可疾数、可迟缓，往来艰涩不畅，如轻刀刮竹。涩脉与细脉兼见，主严重吐泻而津亏血少，不仅有脱水，且有休克之象，其血容量严重不足。涩脉本身是一种复合脉，涩短散止等诸脉可以并见，结合现代医学听诊及心电图检查，发现涩脉是房颤脉。

八纲辨证 中医各种辨证的总纲。辨证，即分析、辨认疾病的证候，是认识和诊断疾病的主要过程和方法。辨，即辨认，辨别，也就是分析。证，即证候，是机体在致病原因和条件作用下，机体与环境之间，脏腑、经络、气血津液之间关系紊乱的综合表现，所以，明确了某一证候，即是对疾病发展阶段中的病因、病位、邪正斗争的强弱、阴阳的偏盛偏衰等病理情况的概括。

脏腑辨证 根据脏腑的生理功能和病理特点，辨别脏腑病位及脏腑阴阳、气血、虚实、寒热等变化，为治疗提供依据的辨证方法。脏腑辨证的主要内容包括脏病辨证、腑病辨证及脏腑兼病辨证等。脏腑辨证是临床各科辨证的基础，为辨证体系中的重要组成部分，尤其适用于内伤杂病的辨证。中医学的辨证方法虽然多种多样，各有特点，但最后大都落实在脏腑的病变上，也即证候的定位是辨证内容组成的基本要素之一。

病因辨证 指在病因学的指导下，对四诊所收集到的病情资料（症状、体征、病史）等进行辨别、分析、判断、综合，以确定病人具体病因的辨证方法。

六经辨证 经络，脏腑病理变化的反映。其中，三阳病证以六腑的病变为基础，三阴病证以五脏的病变为基础。所以说六经病证基本上概括了脏腑和十二经的病变。运用六经辨证不仅仅局限于外感病的诊治，对肿瘤和内伤杂病的论治，也同样具有指导意义。

卫气营血辨证 中医辨证方法之一。用于温病辨证，清代叶天士所创。即以外感温病由浅入深或由轻而重的病理过程分为卫分、气分、营分、血分四个阶段，各有其相应的证候特点。病变按卫、气、营、血逐步发展至营分血分者为逆传。其中，两分的证候同时出现者称同病。卫分为表证阶段，应鉴别不同的病因；气分为热盛阶段，应区别热邪是否结聚；如属湿热，则应区分热和湿的轻重；病邪深陷营、血分为伤阴导致内闭或出血的阶段，并须明辨心、肝、肾等脏腑的病变，由此从病因、阶段、部位、传变及病变程度确立辨证的内容。

三焦辨证 中医根据温病发生、发展的一般规律及症状变化的特点，以上焦、中焦、下焦为纲，对温病过程中的各种临床表现进行综合分析和概括，以区分病程阶段、识别病情传变、明确病变部位、归纳证候类型、分析病机特点、确立治疗原则并推测预后转归的辨证方法。三焦辨证的创立使温病辨证在前人基础上又有了进一步的发展。

第二节 千古之谜——中医经络

中医认为，经络是运行气血、联系脏腑和体表最重要的通道，遍布全身，是人体功能总的调控系统。经络学说是中医基础理论之一，在两千多年的医学历史长河中，一直为保障中华民族的健康发挥着重要的作用。

中医认为人体的器官各有其独特的生理功能，只有通过经络这个特殊的联系通道，才能使人体功能达到相互配合、相互协调。中医的经络主要包括：**十二经脉**、**十五络脉**、**奇经八脉**、**十二经筋**、**十二皮部**等，目前还有 361 个国家标准穴位。经络作为运行气血的通道，它是以十二经脉为主，“其经脉者内属于脏腑，外络于肢节，经脉者所以行血气而营阴阳，濡筋骨利关节者也”(《灵枢·本藏》)。“经络者，所以决死生，处百病，调虚实，不可不通”(《黄帝内经》)。所以，中医传统认为经络一定要通，“通则不痛，痛则不通”等等这些话在日常生活中屡见不鲜。经络沟通内外、连接上下，把人体内外连在一起，形成了一个有机的整体。目前，包括针灸在内的许多中医的临床疗效是得到肯定的，针灸在全世界获得合法行医资格的国家大约已经有 150 多个，所以，针灸的疗效在国际上也是被充分肯定的。但是到目前为止，指导针灸疗法的最基础的理论，却是 2000 年前古人用唯象语言描述的，所以说中医现代化的关键，就是一定要用现代科学的语言阐述其基础的理论。有一句话说：“中医要想现代化，必须要用现代话”。国内外的研究人员也都认为：经络作为最重要的中医基础理论，必须率先获得突破。经络是具有实证科学意义的中医概念，经脉和经穴具有相对特定的体表定位，这使得经络成为中医理论中比较容易与现代科学相结合，从而获得突破的中医科学研究对象。那么经络到底在哪里，它的物质基础是什么？到目前还是一个迷，所以，中医经络被称为千古之迷。

回顾经络的研究历史，国家对经络的研究非常重视，投入了大量的人力、物力、财力。从 1956 年开始，经络实质的研究被列为全国自然科学发展规划的重点项目，其主要的研究方向就是研究经络的形态学。当时有一个很著名的事件，在 1963 年，朝鲜的金凤汉教授报道他们找到了经络和穴位的实体，发现了“凤汉式小体和凤汉管”等结构，当时发表以后，在全世界引起了巨大的轰动，我国中央人民政府也立即派中国代替团去进行调查了解，本以为会发现重要的研究突破，但是，金凤汉教授的理论并不能被验证，这个事件以后，中医经络研究跌入了低谷。

1964 年在**中国中医研究院**专门成立了经络研究所。在之后大约 10 年的过程中，经络形态学研究虽然没有找到未知的一些组织结构，但是也取得了一定的成绩。

20 世纪 70 年代初，中美恢复交往，当时美国总统尼克松带着庞大的代表团来到中国，对中医的**针刺麻醉**技术感到非常震惊。当时针刺麻醉在我国已经应用很久了，比如做甲状腺手术时，西医使用的是全麻，进行气管内麻醉，但是，术后可能会发生严重的并发症，造成喉返神经损伤，患者做完手术以后声音嘶哑，说不出话来。当时中医使用的是针刺麻醉，就是在手术之前，在局部取一些穴位，然后开始做手术，手术过程中，医生可以和病人直接进行交流对话，这样就可以避免喉返神经的损伤。当时美国随访的专家们发现之后大为吃惊，在这个事件的刺激下，经络的研究再度兴起。从 1972 年开始，解放军 309 医院对**循经感传现象**进行了大规模、大样本量的调查，然后经络研究被列入“国家攀登计划”。这些研究证明了中医十四经脉的客观存在，通过对经脉脏腑相关规律的验证，证明经络是具有特定的、用现代医学知识还无法理解的调节机制。自此，经络研究从低谷又向高潮推进，从低水平的研究向高水平迈进，从零散的、片面的单一层次上的研究，走向系统研究、全方位研究、多层次研究的发展过程。所以，不仅积累了大量的资料，也为以后的研究打下了扎实的基础，更重要的是各种新的思想、新的假说风起云涌，把经络研究推向了新的广阔天地，同时，经络研究在方法学上也经历了革命性的变革。

从 1985 年开始，“七五”科技攻关期间重要的成果是发现同位素循经迁移现象。与此同时，西方国家也开始了经络研究，而且早期西方在许多方面是领先的，如第一例**经络敏感人**是日本人长滨善夫发现的，第一个使用**同位素**跟踪**红外热成像**方法进行经络研究的是法国的科学家，第一个用二氧化碳测定仪研究经络的是匈牙利的科学家。尤其近年来，西方发达国家对经络针灸研究的经费支出大幅提高。我国经络研究历经了近 50 年，取得了最重要的成绩，也就是证明了中医十四经脉的客观存在。当前的经络研究已经进入了一个拐点期，前进一步可能取得重大突破，如果后退一步，前功尽弃。由于当时“九五”攀登计划完成之后，国家没有在“十五”期间继续支持，这样导致本来就不雄厚的中国经络研究队伍濒临解体，研究人员青黄不接，老一代经络学者大部分已经年过七旬，中年研究者处境艰难，年轻一代还未成长起来，人才状况使得中国的经络研究形势不容乐观。经络研究虽然取得了重大的进展，但尚未形成突破，主要问题有两个：第一，经络的物质基础研究与功能研究脱节；第二，经络的基础研究与临床应用脱节。这两个方面脱节导致经络一直没有发展起来，尽管十几年的研究发现了一些经络现象和经脉现象的物质基础，但由于没有深入进行阐明，其生物学意义尚未被学界接受，所以也没有进一步指导临床实践而没有被广大的一线医生和群众认同。

21 世纪将是中华民族伟大复兴的世纪，作为中华民族的瑰宝，中医面临的不仅是机遇，更多的是挑战，其盛衰兴亡归根到底取决于中医自身的继承、发展和创新，抓住了经络研究这一突破口，通过多学科的交叉融合和互动，将有望形成中医基础研究与临床应用群体性的突破形势，实现中国特色的自主创新，并提高我国中医药健康产业在国际上的竞争力，使中医经络这个千古之迷促进我国经济、科技、社会、文化等领域的发展早日获得战略性、基础性、关键性意义的重大突破。

*注　释

十二经脉　经络系统的主体，具有表里经脉相合，与相应脏腑络属的主要特征。包括手三阴经（手太阴肺经、手厥阴心包经、手少阴心经）、手三阳经（手阳明大肠经、手少阳三焦经、手太阳小肠经）、足三阳经（足阳明胃经、足少阳胆经、足太阳膀胱经）、足三阴经（足太阴脾经、足厥阴肝经、足少阴肾经），也称为“正经”。

十五络脉　经络系统的重要组成部分。十二经脉和任、督二脉各自别出一络，加上脾之大络，共计 15 条，称为十五络脉，分别以十五络所发出的腧穴命名。

奇经八脉　任脉、督脉、冲脉、带脉、阴跷脉、阳跷脉、阴维脉、阳维脉的总称。它们与十二正经不同，既不直属脏腑，又无表里配合关系，其循行别道奇行，故称奇经。其功能有：①沟通十二经脉之间的联系；②对十二经气血有蓄积渗灌等调节作用。

十二经筋　十二经脉之气濡养筋肉骨节的体系，是十二经脉的外周连属部分，能约束骨骼，以利于关节的屈伸，保持人体正常的运动功能。正如《素问·痿论》所说：“宗筋主束骨而利机关也。”其分布有一定的规律，与十二经络相联系。全身筋肉按十二经脉分布划分为十二组肌肉群，以手足三阴三阳名之为十二经筋。

十二皮部　指体表的皮肤按经络循行分布部位的分区。十二皮部是十二经脉功能活动反映于体表的部位，也是络脉之气散布的所在。所以，各经皮部就是该经在皮肤表面的反应区和该经濡养的皮肤区域。其分布区域，是以十二经脉在体表的循行分布范围为依据的。由于十二皮部居于人体最外层，又与经络气血相通，故是机体的卫外屏障，起着保卫机体、抵御外邪和反映病证的作用。

中国中医研究院（China Academy of Chinese Medical Sciences）　始建于1955年，前身为原卫生部中医研究院，1971年与北京中医学院合并，更名为中国中医研究院。2005年12月举行50周年院庆时，经中央批准更名为中国中医科学院。

针刺麻醉（acupuncture anesthesia）　简称“针麻”。是根据手术部位、手术病种等，按照循经取穴、辨证取穴和局部取穴原则进行针刺，在得到了麻醉的效果后在患者清醒状态下施行外科手术的一种麻醉方法。针麻的优点在于使用安全、生理干扰少、术后恢复快、并发症少、术后伤口疼痛轻等优点，但尚存在镇痛不全、肌肉松弛不够满意等问题。

循经感传现象（propagated sensation along channel，PSC）　系指针刺、电脉冲及其他方法刺激穴位时，人体出现一种酸、胀、麻等特殊感觉，从受刺激的穴位开始，沿古典医籍记载的经脉循行路线传导的现象。

经络敏感人　指对针刺特别敏感的人。这种人接受针刺时，可沿经络循行路线出现感传现象或皮肤反应。一般指十二经脉中有六条经以上出现全经传导，其余经脉的感传也通过肘膝关节以上者，即称经络敏感人。通过大量普查，各地已陆续发现这类敏感人。

同位素　具有相同质子数，不同中子数（或不同质量数）的同一元素的不同核素互为同位素。自19世纪末发现了放射性以后，到20世纪初，人们发现的放射性元素已有30多种，到目前为止，已发现的元素有109种，只有20种元素未发现稳定的同位素，但所有的元素都有放射性同位素。大多数的天然元素都是由几种同位素组成的混合物，稳定同位素约300多种，而放射性同位素竟达1500种以上。而且证明，有些放射性元素虽然放射性显著不同，但化学性质却完全一样。

红外热成像（TIS）　运用红外热成像技术可以使人眼不能直接看到目标的表面温度分布，变成人眼可以看到的代表目标表面温度分布的热图像。由于黑体辐射的存在，任何物体都依据温度的不同对外进行电磁波辐射。波长为2.0～1000微米的部分称为热红外线。热红外成像通过热红外敏感CCD对物体进行成像，能反映出物体表面的温度场。红外热成像在军事、工业、汽车辅助驾驶、医学领域有广泛的应用。

第三节　四季、十二时辰养生、人体九种体质辨证论治

中医最核心的就是**养生**、**治未病**，本节内容把中医的一些精髓提炼出来，主要是有四季养生、**十二时辰**养生，以及九种体质辨证论治。

一、四季养生

大家都知道一年当中有四季，分别是春、夏、秋、冬。春天是生发的季节，在中医五行中属木，对应的是肝脏，在春天以后，我们要借助自然的生机来激发身体的动力，从而进一步激发五脏，尽快从冬天的藏伏状态中走出来，进入一个新一年的生命活动，所以有“一年之计在于春”的说法。

夏天是一年中最热的时候，万物生长得最茂盛。夏天养长，所谓春生、夏长、秋收、冬藏，记住这八个字。夏天利用天地之间的长势，促进人体生长发育，重点对应的是心脏，通过调节心的气血运行功能来加强身体的生长功能，夏天是生长发育的好时机。

秋天是收获的季节，秋天养收，大自然在秋天慢慢形成收势，在秋天的时候人体五脏六腑也要尽快地进入这种收养状态，让人体从夏天兴奋宣发的状态逐渐过渡到内收平静的状态。

冬天是最寒冷的季节，冬天养藏，是指冬天天气慢慢处于藏伏阶段，这个时候要调整人体的五脏，让人体的各个脏器经过一年的辛苦后逐渐进入修整状态，也就是相对的冬眠状态。这就是中医的四季养生的核心：春生、夏长、秋收、冬藏。

一年四季中的变化其实在其他地方也都有体现。比如一天有四季、一生有四季。什么叫一天有四季？大家知道一天分别是：早晨、中午、傍晚和晚上。你想想看，这四个时间和对应的一年四季是不是很相似？早晨对应的是春天，生发起来了，一年四季在于春，“一日之际在于晨”就是这个意思；中午很炎热，对应的是夏天；到了傍晚太阳下山对应的是秋天；晚上，对应的是冬天，要藏了，人们都要睡觉了，这就是一天有四季。

还有，每一个人的一生中也有四季，怎么来理解呢？人的一生一般可以分儿童时期、青年时期、中年时期和老年时期。一生中主要的四个时期和一年中的四季也是能够一一对应的。

二、十二时表养生

接下来介绍中医中非常经典的十二时辰养生。中国文化中有**天干地支**、**六十甲子**(**图 4-3**)。天干为：甲、乙、丙、丁、戊、己、庚、辛、壬、癸十天干；地支包括：子、丑、寅、卯、辰、巳、午、未、申、酉、戌、亥十二地支。中医认为十二时辰对应着十二个脏腑。

甲子	乙丑	丙寅	丁卯	戊辰	己巳	庚午	辛未	壬申	癸酉
1804	1805	1806	1807	1808	1809	1810	1811	1812	1813
1864	1865	1866	1867	1868	1869	1870	1871	1872	1873
1924	1925	1926	1927	1928	1929	1930	1931	1932	1933
1984	1985	1986	1987	1988	1989	1990	1991	1992	1993
甲戌	乙亥	丙子	丁丑	戊寅	己卯	庚辰	辛巳	壬午	癸未
1814	1815	1816	1817	1818	1819	1820	1821	1822	1823
1874	1875	1876	1877	1878	1879	1880	1881	1882	1883
1934	1935	1936	1937	1938	1939	1940	1941	1942	1943
1994	1995	1996	1997	1998	1999	2000	2001	2002	2003
甲申	乙酉	丙戌	丁亥	戊子	己丑	庚寅	辛卯	壬辰	癸巳
1824	1825	1826	1827	1828	1829	1830	1831	1832	1833
1884	1885	1886	1887	1888	1889	1890	1891	1892	1893
1944	1945	1946	1947	1948	1949	1950	1951	1952	1953
2004	2005	2006	2007	2008	2009	2010	2011	2012	2013
甲午	乙未	丙申	丁酉	戊戌	己亥	庚子	辛丑	壬寅	癸卯
1834	1835	1836	1837	1838	1839	1840	1841	1842	1843
1894	1895	1896	1897	1898	1899	1900	1901	1902	1903
1954	1955	1956	1957	1958	1959	1960	1961	1962	1963
2014	2015	2016	2017	2018	2019	2020	2021	2022	2023
甲辰	乙巳	丙午	丁未	戊申	己酉	庚戌	辛亥	壬子	癸丑
1844	1845	1846	1847	1848	1849	1850	1851	1852	1853
1904	1905	1906	1907	1908	1909	1910	1911	1912	1913
1964	1965	1966	1967	1968	1969	1970	1971	1972	1973
2024	2025	2026	2027	2028	2029	2030	2031	2032	2033
甲寅	乙卯	丙辰	丁巳	戊午	己未	庚申	辛酉	壬戌	癸亥
1854	1855	1856	1857	1858	1859	1860	1861	1862	1863
1914	1915	1916	1917	1918	1919	1920	1921	1922	1923
1974	1975	1976	1977	1978	1979	1980	1981	1982	1983
2034	2035	2036	2037	2038	2039	2040	2041	2042	2043

图 4-3 天干地支

子时是胆经当令，时间是夜晚 11 点到次日的凌晨 1 点。这段时间要进入睡眠，胆经当令意味着阳气一点点生发了，所以，晚上 11 点以后一定要进入睡眠状态，这样才能把身体的阳气慢慢地养起来。

丑时是肝经当令，时间是凌晨 1 点到 3 点。这时候一定要有深度的睡眠，如果睡眠不好的话，肝可能会出现问题。这时阳气虽然是有了，但是它一定要缓慢地达到平衡。

寅时是肺经当令，时间是凌晨的 3 点到 5 点。中医的经脉循环是从肺经开始的，寅时是一天中由静变成动的开始，这时候更需要一个深度的睡眠，所以，人睡得最沉的时候，一般是凌晨的 3 点到 5 点。这时候，老年人如果气血不足的话就容易醒，身体容易出问题。很多老年的心脑血管病都是在这个时候发作的。

卯时是大肠经当令，时间是早晨的 5 点到 7 点。这时候天基本亮了，醒来非常正常。这时候就要开地户，开地户意味着排便，养成在卯时排便的习惯是非常好的，中医讲肺与大肠相表里，肺气足了才有大便。所以，肺是阴，主内，大肠是阳，主外。生病看医生时，医生喜欢问“二便”，就是大小便情况怎么样，这在中医和西医都是非常重要的一个指标。

辰时是胃经当令，时间是早晨 7 点到 9 点。胃经当令就意味着要吃早饭，要补充营养，这时候又是身体阳气最旺的时候，所以，吃了饭也最容易消化。吃早饭后因为有胃经和脾经在运化水谷，所以，一般不容易发胖，因此，早饭一定要吃好。

巳时是脾经当令，时间是上午的 9 点到 11 点。脾主运化，早晨吃的饭，在这个时候开始运化了。中医的脾起调节和辅助的作用，如果脾功能不好，那么各个脏器的调节就会出问题，所以，中医认为目前的糖尿病、高血脂等代谢性的疾病都是属于脾病。

午时是心经当令，时间是中午的 11 点到下午 13 点。中国养生文化中特别重视子时和午时，为什么呢？因为子时和午时代表天地阴阳在转换的一个节点，所以，中国人特别讲究睡子午觉，子午觉就是以静制动，通过睡眠调节，不去干扰天地之间的阴阳转换，以不变应万变。

未时是小肠经当令，时间是下午 13 点到 15 点。小肠的主要功能是吸收，这时候要把吸收过来的水谷之精华分布到身体内部，供它们使用。

申时是膀胱经当令，时间是下午 15 点到 17 点。膀胱经在中医学号称“太阳”，它是一条沿身体足后、小腿、后脊柱一直到大脑的一条大经脉。如果这个时候的小腿经常感到乏力没劲，一般是膀胱经阳虚，正常情况下，这时候的人的工作效率是最高的，记忆力也是最好的。

酉时是肾经当令，时间是 17 点到 19 点。中医对肾最为关注，肾亏、肾虚也是困扰很多人的问题。中医讲先天的精华（父母遗传）和后天的积累都藏在肾（肾可以理解为人体内的银行，肾气越充足就意味着存款越多）。所以，这个时候精气神一定要足，如果不足那就意味着体虚、肾虚。

戌时是心包经当令，时间是晚上 19 点到 21 点。中医认为心包经主喜乐，所以，人在这个时候一定要有点娱乐，一般的人在这个时间段都在家里看电视放松、出门散步等。身心放松是为了准备进入亥时。

亥时是三焦经当令，时间是晚上 21 点到 23 点。“三焦”其实就是中医讲的连缀着五脏六腑的筋膜。到了亥时就让自己的身体放松休息，逐渐让身体和心灵都沉浸在温暖的黑暗中，让自己在休息中得到精气神的休养。

三、九种体质辨证论治

近年来，中医对常见人体的体质进行了一些分类，主要分为九种：

平和体质：这种体质身体倍儿棒，吃嘛嘛香，加上睡眠好、性格开朗，所以，社会和自然能力适应比较强，平和体质的“气”也比较好。

气虚体质：说话没劲，经常出虚汗，呼吸短促，经常疲乏无力，这就是气虚体质。容易得感冒，抗病能力弱，而且会有免疫机能低下等。

湿热体质：这种人脸部和鼻尖经常油光发亮，容易长粉刺、疮疖等等，一开口就能闻到异味，属于湿热体质。这种人还容易大便黏滞不爽，小便发黄。

阴虚体质：怕热，经常感到手脚心发热，面颊潮红或者偏红，这种体质的人皮肤干燥，口干舌燥，容易失眠，大便干结。

气郁体质：多愁善感、忧郁脆弱的气郁体质，一般比较瘦，经常闷闷不乐，无缘无故地叹气，容易心慌失眠。

阳虚体质：总是手脚发凉，不敢吃凉的东西。性格多沉静、内向。

痰湿体质：心宽体胖是最大的特点，腹部松软肥胖，皮肤出油多，汗多，眼睛浮肿，容易疲倦。

血瘀体质：刷牙时牙龈容易出血，眼睛常有红丝，皮肤常干燥、粗糙，常常出现疼痛，容易烦躁，健忘，性格急躁。

特禀体质：最常见的是过敏体质，对各种东西很容易过敏，比如说四、五月份开花的时候，对花粉过敏，对食物中的有些过敏原过敏。

*注　释

养生　是中医最有优势的领域。原指道家通过各种方法颐养生命、增强体质、预防疾病，从而达到延年益寿的一种生命活动。养，即调养、保养、补养之意；生，即生命、生存、生长之意。现代意义的“养生”指的是根据人的生命规律主动进行物质与精神的身心养护活动。

治未病　是中医学的核心理念之一，通过饮食起居、情志调理、运动疗法及中草药等多种措施，调养体质，调理身体阴阳气血等平衡，增强人体抗病能力，让身体少生病、不生病，纵使得病也能尽快痊愈，痊愈后少复发。中医治未病是中医预防保健的重要理论基础和准则，并成为现代卫生保健的重要组成部分。

十二时辰　指的是古代劳动人民把一昼夜划分成十二个时段，每一个时段叫一个时辰。十二时辰既可以指一天，也可以指任何一个时辰。十二时辰是中国古代劳动人民根据一日间太阳出没的自然规律、天色的变化以及自己日常的生产活动、生活习惯而归纳总结、独创于世的。

十二时辰制在西周时就已使用。汉代命名为夜半、鸡鸣、平旦、日出、食时、隅中、日中、日昳、晡时、日入、黄昏、人定。又用十二地支来表示，以夜半23点至1点为子时，1点至3点为丑时，3点至5点为寅时，依次递推，十二时由十二个特定的时间名词构成。人们可以从先秦时代的古籍中溯寻出这些词语的渊源。汉代之前，这些称谓多有不同，直到汉代太初年间，中国实行了太初历，“其以一日分十二时，而以干支为纪。”（赵翼《陔余丛考》卷34）才基本定型定名。十二时表时独特、历史悠久，是中华民族对人类天文历法的一大杰出贡献，也是灿烂的中华文化瑰宝之一。十二时的第一个时辰，就叫“夜半”。人们最早把“夜半”作为时间名词来使用的例子，见于《左传·哀公十六年》：“醉而送之，夜半而遣之。”十二时辰养生法通过计时工具融入到人们的日常生活，随时提醒人们科学养生对改善人们体质，提高人们生存质量，无疑具有积极的意义。

天干地支　简称为干支。甲、乙、丙、丁、戊、己、庚、辛、壬、癸总称为十天干。子、丑、寅、卯、辰、巳、午、未、申、酉、戌、亥叫作十二地支。天干地支组合构成了古代历法纪年。在民俗学上认为天干对应一些预兆。十干和十二支依次相配，组成六十个基本单位（六十甲子），又形成了一套干支纪法。从殷墟出土的甲骨文来看，天干地支在中国民间主要用于纪日、卜卦和配合记事，后来更用于风水、术数等领域，而干支用来纪年月日时的历法叫做干支历。

六十甲子　中华民族最伟大的发明之一，它最古老的用途是纪年、纪月、纪日、纪时。纪年为60年一个周期，纪月为5年一个周期，纪日为60天一个周期，纪时为5天一个周期。六十甲子的科学原理虽无法破译，但由其衍生出来的《黄帝内经》之五运六气理论已千年不衰。

思考题

1. 在我们的生活中，如何才能做到“自强不息，厚德载物”？
2. 你知道的中医经络和穴位有哪些？
3. 一年四季当中，你最喜欢哪个季节，为什么？

第五章　中医与西医之争

第一节　中医存废之争

中医到了清朝末年，当时清政府闭关锁国，国力渐衰。中国受西方列强的侵略，他们依靠着坚船利炮打开了中国的大门。在带来鸦片的同时，西方的传教士也带来了现代医学，也就是西医。随后，他们纷纷在国内成立教会医院，所以，现在最著名的医院，比如协和医院、湘雅医院等，它们的前身都是教会医院。教会医院的出现更加严重冲击了中医的发展，由于对外交往的不断深入，近代中国出现了很多著名的人士，比如**鲁迅**、**梁启超**、**胡适**、孙中山等，他们主张医学要现代化，所以中医学受到了巨大的挑战。人们开始使用西方医学体系的思维模式加以检视中医，以致中医学陷入了“存”与“废”的争论之中。民国政府甚至颁布法令要废除中医药。直到新中国成立后，第一代领导人毛泽东主席提出“中国医药学是一个伟大的宝库，应当努力挖掘，加以提高”。当时在所有的省级行政区建立了中医药大学或中医学院，在每一个县级建制，要设立县级的中医院。时至今日一些反对中医的人士，如**何祚庥**、**方舟子**、**张功耀**等，他们还把中医说成是一种伪科学，说中医没有临床疗效，一味地推崇西医学，说西医学才是科学，其实这也是不正确的。就像每个人都有优点和缺点，作为一门学科也是如此，所以无论中医或者西医，都有各自的优点和缺点。如果两者能够相互取长补短、通力合作，一定会为人类的健康事业做出贡献，其实筋膜学就是两者之间最好的桥梁和纽带。

***注　释**

鲁迅（1881.9.25—1936.10.19）　原名周樟寿，1898 年改为周树人，笔名鲁迅，字豫山、豫亭，后改名为豫才。20 世纪中国重要的作家，新文化运动的领导人、左翼文化运动的支持者，是现代文学家、思想家、革命家、中国无产阶级文学的奠基人，也是中国现代文学的一面旗帜。鲁迅的作品包括杂文、短篇小说、评论、散文、翻译作品，对于五四运动以后的中国文化与中国文学产生了深刻的影响。毛泽东评价他是伟大的无产阶级的文学家、思想家、革命家，是中国文化革命的主将，也被人民称为“民族魂”。

梁启超（1873.2.23—1929.1.19）　字卓如，一字任甫，号任公，又号饮冰室主人、饮冰子、哀时客、中国之新民、自由斋主人。清朝光绪年间举人，中国近代思想家、政治家、教育家、史学家、文学家。戊戌变法（百日维新）领袖之一、中国近代维新派、新法家的代表人物。幼年时从师学习，八岁学为文，九岁能缀千言，17 岁中举。后从师于康有为，成为资产阶级改良派的宣传家。维新变法前，与康有为一起联合各省举人发动“公车上书”运动，此后先后领导北京和上海的强学会，又与黄遵宪一起办《时务报》，任长沙时务学堂的主讲，并著《变法通议》为变法做宣传。戊戌变法失败后，与康有为一起流亡日本，政治思想上逐渐走向保守，但是他是近代文学革命运动的理论倡导者。逃亡日本后，梁启超在《饮冰室合集》《夏威夷游记》中继续推广“诗界革命”，批判了以往那种诗中运用新名词以表新意的做法。在海外推动君主立宪。辛亥革命之后一度入袁世凯政府，担任司法总长；之后对袁世凯称帝、张勋复辟等严厉抨击，并加入段祺瑞政府。他倡导新文化运动，支持五四运动。其著作合编为《饮冰室合集》。

胡适（1891.12.17—1962.2.24）　原名嗣穈，安徽绩溪上庄村人，因提倡文学革命而成为新文化运动的领袖之一，曾担任北京大学校长。胡适兴趣广泛，著述丰富，在文学、哲学、史学、考据学、教育学、伦理学、红学等诸多领域都有深入的研究。1939 年获得诺贝尔文学奖的提名。1919 年，被选为“国语统一筹备委员会”委员，同年接办《每周评论》。1922 年创办《努力周报》，1924 年创办《现代评论》，1932 年创办《独立评论》。1945 年 3 月任中国出席联合国大会代表。著有《中国古代哲学史》《白话文学史》《胡适文存》《尝试集》《中国哲学史大纲》等书。

何祚庥（1927 年—）　粒子物理、理论物理学家。上海人，1951 年毕业于清华大学。中国科学院理论物理研究所研究员，中国科学院院士。主要从事理论物理学、科学史、自然辩证法、哲学、政治经济学等方面的科学研究并取得多项重要成果。曾参与中国第一颗原子弹、氢弹的研制开发，是揭批伪科学的顽强斗士，认为中医是伪科学。

方舟子（1967.9.28—）　本名方是民，科普作家、学者、诗人，反伪打假斗士，是留美生物化学博士，中文互联网先驱者，创办并主持中文最早的文学网络期刊《新语丝》。在网络和平面媒体上发表过大量的文章，长期批判伪科学、伪环保、伪养生、气功、基督教、中医等，同时支持转基因等技术在国内推广，出版了多部以科普和反学术腐败为题材的作品。

张功耀（1956.11.10—）　湖南郴州人，1988 年毕业于浙江大学，获哲学硕士学位。现任教于中南大学政治学与行政管理学院哲学系教授。以主张要“废除中医”而闻名。

第二节　西医、中医的各自优劣

西医主要以人体解剖学实证为基础，研究人体患病的状况；其次，以现代物理、生物、化学知识，认识和解读人体的生理现象。另外，它还以消除致病因素（病毒、细菌、生化伤害等）为主要的治疗手段。

西医的优点在于：第一，西医展示了知识，它的诊治方法都能用实证得到支持。因而清楚、确定、明白、易懂。第二，西医对疾病的诊断都有各种明确的生化、物理指标作为支持，因而诊断与治疗的操作都有明确的步骤，疗效也可以预见。同时，它能借助不断发展的现代科学手段，不断提高医疗操作的精准度，从而不断提高疗效。

但西医也有缺点：第一，它对不能明确显示有生理指标正常的疾病。如对很多的疑难杂症，它无法明确诊断，缺乏有效治疗手段。第二，对一些虽能显示生理指标异常，但不明白产生原因的疾病，如**亚健康**、**高血压**、**糖尿病**、**癌症**等，目前无法治愈。

而中医理论的来源和基础，就是“天人合一”的思想。古人认为，人是大自然的一部分，因而，大自然所有构建与运行的规律，在人体上都能得到反映。或者说人体的机制与运行是大自然全息的一个缩影。对“天人合一”理论基础的解读或诊治的操作方法，中医就叫“取类比象”，意思是说用自然界的征象来比喻人体的征象。

中医学的“天人合一”的理论对人体状况及其运行规律有一个全局和整体的认识与思维。既摆脱了对疾病原因无知的盲目性，也避免了“头痛医头、脚痛医脚”的纯粹经验性医学弊端。因为中医学是建立在这种“天人合一”的基础上，所以，中医在诊治病人时，无论对什么病，都是站在一个审视病人整体状况的“全科医生”的角度。所以，过去中医的医生一般有身兼“十

三科”之说，从整体的角度去探寻、去发现、去判断病人的全部现状与致病的原因，再做出医治方案，这就是中医的方法。所以中医的诊治过程，不仅仅是看病，而且更注重病人体征的全部状况。相对西医看重的“驱邪”，即消除致病因素，中医则是重在“扶正”，调整、恢复人体内受病因伤害的部位。

但中医也有缺点与不足。中医的诊断操作方法不精准是一个大问题，无论是金、木、水、火、土的“五行”生克理论，还是风、寒、暑、热、燥的“六淫”比喻，在中医中都缺乏“量”的精准衡度。故诊断便没有了确定性，往往出现对同一个病人，不同的医生会出现所谓“仁者见仁、智者见智”的现象。中国因为有了中医和西医两种医疗体系的同时存在，自然会在医疗领域中出现各种学术纷争，随之也就出现了两股势力：一种是中医派，一种是西医派。其实，无论哪种医学或者哪种学派，只要是能够为人类解除疾苦的医学，就是好的医学！中医是一门自然科学与理论实践技能相结合，运用哲学为指导思想，以唯物辩证法为手段，以阴阳理论为总纲，来研究人体和自然之间的万事和万象的演变规律，运用自然物质来调整人体阴阳的一门科学。西医是建立在人体解剖学的基础上，以日新月异的高科技检查为手段，以生化检验为辅助，以化学治疗、外科手术、放射治疗等为治疗方法的一门科学。

中药治疗的特点：取材来源于自然的天然物质为药材，然后把它们作用在机体，其安全的治疗作用远远低于其毒副作用。

西药的治疗特点：来源于高科技，药物取自于化学合成，作用于机体治疗作用很明显，但同时对机体的毒副作用也很大。中医治疗一些慢性病、疑难杂症很有效果，西医治疗重症、危证、急症比较有优势。比如说中医治疗**风湿病、类风湿病、强直性脊柱炎、骨质增生、腰椎间盘突出、气管炎、哮喘、过敏性疾病**和其他疑难杂症都可以收到意想不到的疗效，近远期效果均好于西医。而西医对**休克**、大出血、外科缝合、骨折、**急腹症、猝死、脑血管意外、心衰、昏迷**等危证的抢救最为有效。

*注　释

亚健康　一种人体健康的临界状态，处于亚健康状态的人，虽然没有明确的疾病，但却出现精神活力和适应能力的下降，如果这种状态不能得到及时的纠正，非常容易引起心身疾病。亚健康即指非病非健康状态，这是一类次健康状态，是存在于健康与疾病之间的状态，故又有“次健康”、“第三状态”、“中间状态”、“游移状态”、“灰色状态”等称谓。世界卫生组织将机体无器质性病变，但是有一些功能改变的状态称为“第三状态”，中国称为“亚健康状态”。

高血压（hypertension）　指以体循环动脉血压（收缩压和/或舒张压）增高为主要特征（收缩压≥140毫米汞柱，舒张压≥90毫米汞柱），可伴有心、脑、肾等器官的功能或器质性损害的临床综合征。高血压是最常见的慢性病，也是心脑血管病最主要的危险因素。正常人的血压随内外环境变化在一定范围内波动。在整体人群，血压水平随年龄增长逐渐升高，以收缩压更为明显，但50岁后舒张压呈现下降趋势，脉压也随之加大。近年来，人们对心血管病多重危险因素的作用及对心、脑、肾靶器官保护的认识不断深入，高血压的诊断标准也在不断调整，目前认为同一血压水平的患者发生心血管病的危险不同，因此，有了血压分层的概念，即发生心血管病危险度不同的患者，适宜的血压水平应有不同。血压值和危险因素评估是诊断和制订高血压治疗方案的主要依据，不同患者高血压管理的目标不同，医生面对患者时在参考标准的基础上，根据其具体情况判断该患者最合适的血压范围，采用针对性的治疗措施。

糖尿病（diabetes mellitus） 一种以高血糖为特征的代谢性疾病。高血糖则是由于胰岛素分泌缺陷或其生物作用受损，或两者兼有引起。糖尿病时长期存在的高血糖可导致各种组织，特别是眼、肾、心脏、血管、神经的慢性损害、功能障碍。

癌症（cancer） 医学术语，俗称不治之症。癌症分类主要以肿瘤来源组织的细胞类型和其生物学行为作为依据，可分为良性肿瘤和恶性肿瘤，是由控制细胞生长增殖机制的失常而引起的疾病。癌症病变的基本单位是癌细胞，癌细胞除了生长失控外，还会局部侵入周边正常组织甚至经由体内循环系统或淋巴系统转移到身体其他部位。现代分子生物学的研究已经发现2.5万多种与癌症相关的基因变异，这个数字还在增加。

十三科 元代及明代的大部分时期太医院都将医学分为十三科。元代十三科为：大方脉、杂医、小方脉、风、产、眼、口齿、咽喉、正骨、金疮肿、针灸、祝由、禁。并规定：诸医人于十三科内，不能精通一科者不得行医。明代医学十三科为：大方脉、小方脉、妇人、疮疡、针灸、眼科、口齿、咽喉、接骨、伤寒、金镞、按摩、祝由。最早将医学分为十三科可追溯至北宋熙宁九年（公元1076年）。此时的十三科为：大方脉、风科、小方脉、针、灸、口齿、咽喉、眼、耳、疮肿、伤折、金疮、书禁。

风湿病（rheumatism） 一种以侵犯关节、骨骼、肌肉、血管及有关软组织或结缔组织为主的疾病，其中多数为自身免疫性疾病。发病多较隐蔽而缓慢，病程较长，且大多具有遗传倾向。诊断及治疗均有一定难度，血液中多可检查出不同的自身抗体，可能与不同HLA亚型有关，对非甾类抗炎药（NSAID），糖皮质激素和免疫抑制剂有较好的短期或长期的缓解性反应。在现代医学看来并不是指某一种特定的疾病，而是一类疾病的总称，包括：滑囊炎、强直性脊柱炎、黏附性肩囊炎、骨性关节炎、风湿热、类风湿性关节炎/复发性风湿病、红斑狼疮、巨细胞性动脉炎、多发性肌炎、腱鞘炎、纤维肌痛、炎性肠病关节炎、风湿性心脏病等。

类风湿病 病因不明，以关节病变为主的全身性疾病。发病率约0.36%，男女比例1∶2～2.5。该病发病机制较为复杂，目前的研究结果表明其发病主要与感染、内分泌失调、遗传因素、免疫因素、物理因素及酶与某些物质代谢异常有关。病理改变主要侵犯滑膜、关节软骨、骨组织、关节韧带、肌腱，同时侵犯其他结缔组织如浆膜、心肺和眼等。临床表现多种多样，初起可有乏力、食欲不振、低热等全身表现。关节受累常表现为反复发作的小关节炎，尤以双手近端、掌指、腕关节肿痛为主，肘、肩、颞颌、颈椎、髋、膝、踝及足趾关节相继受累，逐渐成为对称性多关节炎伴晨僵。关节进一步发展可出现骨质破坏，丧失关节功能，同时还可以出现类风湿皮下结节、肌肉萎缩、腱鞘炎、类风湿血管炎、心肌炎、肺损害、眼部及肾损害、消化系统、神经、内分泌、血液系统多种病变。风湿活动期可出现血沉增快，C-反应蛋白，免疫球蛋白增高，RF阳性，骨质破坏，关节强直融合等。本病病因复杂，病程反复迁延，治疗困难，致残率高，目前国内外在西医领域均属“难治之症”。

强直性脊柱炎（AS） 以骶髂关节和脊柱附着点炎症为主要症状的疾病。与HLA-B27呈强关联。某些微生物（如克雷白杆菌）与易感者自身组织具有共同抗原，可引发异常免疫应答。临床上是以四肢大关节、椎间盘纤维环及其附近结缔组织纤维化和骨化，以及关节强直为病变特点的慢性炎性疾病。强直性脊柱炎属风湿病范畴，是血清阴性脊柱关节病的一种。该病病因尚不明确，是以脊柱为主要病变部位的慢性病，累及骶髂关节，引起脊柱强直和纤维化，造成不同程度眼、肺、肌肉、骨骼病变，属自身免疫性疾病。对于16～25岁青年，尤其是青年男性。强直性脊柱炎一般起病比较隐匿，早期可无任何临床症状，有些病人在早期可表现出轻度的全身症状，如乏力、消瘦、长期或间断低热、厌食、轻度贫血等。

骨质增生 又称为增生性骨关节炎、骨性关节炎等，是由于构成关节的软骨、椎间盘、韧带等软组织变性、退化，关节边缘形成骨刺，滑膜肥厚等变化，进而出现骨破坏，引起继发性的骨质增生，导致关节变形，当受到异常载荷时，引起关节疼痛，活动受限等症状的一种疾病。骨质增生分原发性和继发性两种。中医认为本病与外伤、劳损、瘀血阻络、感受风寒湿邪、痰湿内阻、肝肾亏虚等有关。

椎间盘突出 属于多发病、常见病，它主要因椎间盘劳损变性、纤维环破裂或髓核脱出等，刺激或压迫脊神经、脊髓引起的一系列症状群。主要是因为腰椎间盘各部分（髓核、纤维环及软骨板），尤其是髓核，有不同程度的退行性改变后，在外力因素的作用下，椎间盘的纤维环破裂，髓核组织从破裂之处突出（或脱出）于后方或椎管内，导致相邻脊神经根遭受刺激或压迫，从而产生腰部疼痛，出现一侧下肢或双下肢麻木、疼痛等一系列临床症状。腰椎间盘突出症以腰4～5、腰5～骶1发病率最高，约占95%。

气管炎（chronic bronchitis） 由于感染或非感染因素引起的气管、支气管黏膜炎性变化，黏液分泌增多，因缺乏负离子而使气管黏膜上皮绒毛内呼吸酶的活性降低，影响肺泡的分泌功能及肺的通气和换气功能。临床上以长期咳嗽、咳痰或伴有喘息为主要特征。本病早期症状较轻，多在冬季发作，春暖后缓解，且病程缓慢，故不为人们注意。晚期病变进展，并发阻塞性肺气肿时，肺功能遭受损害，影响健康及日常生活。本病为我国常见多发病之一，发病年龄多在40岁以上，吸烟患者明显高于不吸烟患者，在我国，发病率北方高于南方，农村较城市发病率稍高。

哮喘 全称支气管哮喘（bronchial asthma），又称气喘，是一种以可逆性气流受限为特征的气道慢性炎症性疾病，被世界医学界公认为四大顽症之一，被列为十大死亡原因之一。支气管哮喘是由多种细胞（如嗜酸性粒细胞、肥大细胞、T淋巴细胞、中性粒细胞、气道上皮细胞等）参与气道慢性炎症的疾患。这种慢性炎症导致气道高反应性的产生，通常出现广泛多变的可逆性气流受限，并引起反复发作的喘息、气急、胸闷或咳嗽等症状，常在夜间和（或）凌晨发作、多数患者可自行缓解或经治疗缓解。哮喘严重危害人们身心健康，减弱劳动能力，降低生活质量，且难以得到根治，易反复发作，轻者伤身，重者致人死亡。

过敏性疾病（anaphylactia） 又称变态反应性疾病，指有接触致敏物质引起过敏反应或变态反应的疾病。

休克 机体遭受强烈的致病因素侵袭后，由于有效循环血量锐减，机体失去代偿，组织缺血缺氧，神经-体液因子失调的一种临床症候群。其主要特点是：重要脏器组织中的微循环灌流不足，代谢紊乱和全身各系统的机能障碍。简言之，休克就是人体对有效循环血量减少的反应，是组织灌流不足引起的代谢和细胞受损的病理过程。多种神经-体液因子参与休克的发生和发展。所谓有效循环血量，是指单位时间内通过心血管系统进行循环的血量。有效循环血量依赖于：充足的血容量、有效的心搏输出量和完善的周围血管张力三个因素。当其中任何一个因素的改变超出了人体的代偿限度时，即可导致有效循环血量的急剧下降，造成全身组织、器官氧合血液灌流不足和细胞缺氧而发生休克。在休克的发生和发展中，上述三个因素常同时出现且相互影响。

急腹症 指腹腔内、盆腔和腹膜后组织和脏器发生了急剧的病理变化，从而产生以腹部为主要症状和体征，同时伴有全身反应的临床综合征。常见的急腹症包括：急性阑尾炎、溃疡病急性穿孔、急性肠梗阻、急性胆道感染及胆石症、急性胰腺炎、腹部外伤、泌尿系结石及异位妊娠子宫破裂等。最先发生的部位可能是病变的原发部位。如胃、十二指肠溃疡穿孔开始在上腹部痛，当穿孔后消化液流向下腹，此时腹痛扩展至右下腹乃至全腹，易与阑尾炎穿孔混淆。急性阑尾炎为转移性腹痛，开始在脐周或上腹部，为炎症刺激性内脏痛，当炎症波及浆膜或阑尾周围壁层腹膜时，则表现为右下腹痛。腹痛最明显的部位常是病变最严重的部位，如有腹膜刺激征，则常提示该部位有腹膜炎。

猝死　指自然发生、出乎意料的突然死亡。即看来貌似健康的人或病情经治疗后已稳定或正在好转的患者，在很短时间发生意想不到的非创伤性死亡。世界卫生组织（WHO）规定：发病后6小时内死亡者为猝死，但多数学者主张为1小时。许多疾病、剧烈运动、某些药物等都可以造成猝死，其中占多数的是心源性猝死。

脑血管意外　又名脑卒中（stroke），是脑中风的学名。脑血管意外是一种突然起病的脑血液循环障碍性疾病，是指潜在患脑血管疾病的病人，因各种诱发因素突然引起脑内动脉狭窄，闭塞或破裂，而造成急性脑血液循环障碍，临床上表现为一次性或永久性脑功能障碍的症状和体征。脑卒中分为缺血性脑卒中和出血性脑卒中。

心衰（heartfailure）　指在静脉回流正常的情况下，由于原发的心脏损害而引起心排血量减少，不能满足组织代谢需要的一种综合征。临床上以肺循环和（或）体循环淤血以及组织血液灌注不足为主要特征，又称充血性心衰，常是各种病因所致心脏病的终末阶段。充血性心衰和心功能不全的概念基本上是一致的，但后者的含义更为广泛，包括已有心排血量减少但尚未出现临床症状的阶段。往往由各种疾病引起心肌收缩能力减弱，从而使心脏的血液输出量减少，不足以满足机体的需要，并由此产生一系列症状和体征。

昏迷（coma）　最严重的意识障碍，即持续性意识完全丧失，也是脑功能衰竭的主要表现之一。“意识”（consciousness）是由拉丁文*con*和*scions*组合而成，它具有理解和觉察的双重意思。意识障碍是人们对自身和环境的感知发生障碍，或人们赖以感知环境的精神活动发生障碍的一种状态。“昏迷”一词的概念为意识存在的反义语，即意识丧失（unconsciousness），昏迷是处于对外界刺激无反应状态，而且不能被唤醒去认识自身或周围环境。单纯的意识内容丧失并不表示意识丧失。意识丧失的涵义既包括“意识内容”的丧失，又包括“觉醒状态”的丧失。所以，简单而准确地说，昏迷是觉醒状态与意识内容及躯体运动均完全丧失的一种极严重的意识障碍，对强烈的疼痛刺激也不能觉醒。

第三节　西医的困境

西医一直以中医的诊断手段在科技上的落后而诟病中医，认为只依靠望、闻、问、切等传统的诊断方法的中医不科学。西医是借助现代科技手段和诊断工具，通过物理、生化等各方面的检查，用定性定量的直观数据来阐明致病原因、局部组织细胞的病理变化过程及损害的程度。西医把各类疾病的病因归咎于细菌、病毒的感染，致力于研究出更好的杀菌灭毒的药物，先用动物做实验，然后再逐步用于给人治病，但事实上，细菌和病毒是人体生病后的滋生物。试想一个健康的人，气血流畅、抵抗力强，一般细菌、病毒根本无可奈何，因为我们人体自身有强大的防御系统、免疫系统。人体的免疫系统就像一个军队，既能帮助自身抵抗外邪的侵入又能镇压“内乱”。当人体免疫力强的时候，就不容易生病，即使感染到外来细菌病毒，也能很快自我恢复。

西医的化学药物、抗生素之类的治疗手段，相当于外来的军队，免疫系统是人体自身的军队。抗敌本来是军人的应尽的职责，但是现在从外面请了“职业杀手”，我们自己的军队就不工作了，长期以来就会忘掉了本职工作，甚至变得敌我不分。所以，长期服用西药、抗生素之类的药物，会产生抑制自身免疫系统的副作用，结果就会使自身的免疫机能越来越低，当然就会越来越容易生病。免疫系统敌我不分，会导致各类自身免疫疾病。现在越来越多的新病被诊断为“自身免疫性疾病”，比如说**红斑狼疮**、甲状腺炎，等等，这些都与抗生素的滥用有着必然的联系。

西医的治疗手段也有很多问题。首先，抗生素、西药的应用，归根结底是一种杀灭、清除的方式，在细菌和抗生素的战斗过程当中，大部分细菌会被抗生素杀死。但是，达尔文的进化论告诉我们，剩下的那一小部分死里逃生的细菌为了生存，会发生变异，变成更强壮的细菌。变异了的细菌对这些抗生素就会产生耐药性。这时候，就需要更强的抗生素才能对付这些死里逃生的细菌，如此反复一直恶性循环。这样就导致新药的研发成本越来越高，药的价格越来越贵。使用越来越强的抗生素的最终结果是培养出一批超级细菌、超级病毒，所以，现在各种疑难杂症也越来越多。

对于无力控制的疾病和新一代细菌，西医则冠以新的病名，更有甚者，西药厂每年频频赞助医学界而不断“发现”新的病名。近十年来，人们所接触到比较有名的“新病”，如猪流感、**禽流感**、**非典**，还有更多不知名的如**猛爆性肝炎**、**冷气病**、**HHD** 之类奇奇怪怪的新病名，正以每年 3%的速度在增加。

其次，西医所有的治疗手段在医学的角度上讲都属于“对抗疗法”，根据“病菌致病学”的理论进行治疗。西医认为人体出了问题，主要因为某方面的东西过多或者过少，因此就想方设法把过多的减少，把过少的补充，如果有病菌的话，就想办法去杀灭，这些都是对抗式的手段。正是由于西医的这种对抗疗法，对许多常见疾病只能勉强控制而无法根治，即治标而不能治本，否则药一停病就再犯，甚至在大多数情况下会促使病情恶化。

举例来讲，支气管哮喘病人觉得呼吸困难的时候，西医就会提供类固醇药物使气管扩张，却不知人的气管不是煤气管道。长久使用类固醇药物的结果一定会让人体本身气管扩张的功能逐渐地减弱甚至消失，最终导致没有气管扩张剂便有生命危险的窘境。而且一旦人体本身气管的扩张功能逐渐丧失，那么类固醇药物的使用量也会越来越大，最后会引起更严重的副作用，比如很多青少年的骨骼停止发育、老年人出现心脏病、肝癌，等等。同样的情况也发生在过敏性皮肤炎的患者身上，西医根治无法根治这种疾病，最常用的就是用激素，结果用药量越来越多，但是皮肤病也越来越严重。西医治皮肤病的手段无非是三素：抗生素、激素、维生素。再比如目前为数众多的糖尿病病人，一开始只是吃控制血糖的药物来治疗糖尿病，但时日一久，必然会让身体本来能分泌胰岛素的正常的胰岛细胞功能也逐渐退化，所以，过了一段时间以后，口服的药物必然会无效。既然口服药无效，那就改成注射的，当人体分泌胰岛素的细胞全部失去功能的时候，就算是注射也无法控制血糖，所以，最后患者仍难逃死于糖尿病并发症的结果。西医总是觉得，体内缺什么就应该补什么，结果一旦让药物取代人体原本的正常功能，那结果当然是导致人体那部分器官的功能退化甚至消失，而终身要依靠越来越高剂量的药物来控制。

中医和西医理论相反，中医是帮着人发挥自身的抗病和复原的本能，与人并肩作战。西医以杀灭病毒、细菌为目标，中医是通过各种各样的手段来改善人体的内环境，采用中医外治、中药内服等手段激发人体自身免疫系统的活力来迫使病毒、细菌被清出体外。中医认为人生病是因为病邪入侵体内，病邪是人体内、外部环境发生某种失衡的结果。只要把病邪清出体外，调节好人体平衡，症状自然就消失了。这种符合自然生态发展的方法，不会引起病毒的变异，反而更可以有效地根治疾病。

人民日报曾撰文指出：人在 60 岁以上，消耗的医疗费约占一生中所占医疗费的 40%以上，其中大部分都用于最后一个月的抢救费用。临床医学花费了高昂的治疗费用，虽然挽救了某些危重病人的生命，延缓了其死亡进程，但同时给家庭和社会带来了沉重的经济负担，甚至引发了全球的医疗危机。美国人均卫生总费用近 6000 美元，为全球之最。但是，它的国民主要健康指标却处于较低水平。这从侧面说明，医疗费用与健康水平并非成正比，有些医学专家指出：在疾病预防上投资 1 块钱，可以节省近 10 元的医疗费用。

*注　释

红斑狼疮（LE）　一种典型的自身免疫性结缔组织病，多见于 15~40 岁女性。红斑狼疮是一种疾病谱性疾病，可分为盘状红斑狼疮（DLE）、亚急性皮肤型红斑狼疮（SCLE）、系统性红斑狼疮（SLE）、深在性红斑狼疮（LEP）、新生儿红斑狼疮（NLE）、药物性红斑狼疮（DIL）等亚型。

禽流感　全名鸟禽类流行性感冒，是由病毒引起的动物传染病，通常只感染鸟类，少见情况会感染猪。禽流感病毒高度针对特定物种，但在罕有情况下会跨越物种障碍感染人。自从 1997 年在香港发现人类也会感染禽流感之后，此病症引起全世界卫生组织的高度关注。其后，此流感一直在亚洲地区零星爆发，但从 2003 年 12 月开始，禽流感在东亚多国——主要在越南、韩国、泰国爆发，并造成多名病人丧生。现远至东欧多个国家亦有案例。

非典　严重急性呼吸综合征（Severe Acute Respiratory Syndromes）简称 SARS，是一种极具传染性的疾病。2003 年曾在世界大规模爆发。SARS 为一种由 SARS 冠状病毒（SARS-CoV）引起的急性呼吸道传染病，世界卫生组（WHO）将其命名为重症急性呼吸综合征。本病为呼吸道传染性疾病，主要传播方式为近距离飞沫传播或接触患者呼吸道分泌物。

猛爆性肝炎　又称急性重症肝炎，发病初期症状与急性肝炎类似，但病情迅速变化，可在 10 天之内病情急速恶化，肝脏缩小，黄疸更严重。有出血倾向，流鼻血，皮下淤血，血便及吐血等症状并同时合并肝昏迷症状。B 型肝炎是引起猛爆性肝炎的最大族群，其死亡率高达 70%。

冷气病　指由于人们久处空调的环境下工作和生活时所患的一种疾病。轻者面部神经痛、下肢酸痛、乏力、头痛、腰痛、容易感冒和不同程度的胃肠病等；重者会出现皮肤病和心血管疾病。而老年人中出现的各种症状更加明显。

家族性良性慢性天疱疮（HHD）　1939 年，由 Hailey 描述的一组遗传性皮肤病。颈、腋部、腹股沟反复出现水疱、糜烂、尼氏征阳性。无全身症状，慢性经过。发病原因和遗传、受热、出汗及细菌繁殖有关。

思　考　题

1. 为什么现代西方医学出现的时间较晚？
2. 西医和中医相比有哪些优势和不足？
3. 现代科学技术进步对西医的影响有哪些？

第六章　中国数字人研究

第一节　数字人研究背景

近年来，随着信息技术和高性能计算机技术在各领域的应用，过去被称为“枯藤老树昏鸦，古道西风瘦马”的医学中最古老的解剖学科也产生了一些新的研究方向，恰似古树发新芽。如数字解剖学，是通过借助原始的解剖数据集采集后的数据，通过计算机重建技术，虚拟仿真出生物体原有的解剖学形态，促进从“数据库”向“知识”的转化。20世纪90年代初，时任美国副总统的戈尔提出了“数字地球”概念以来，“数字化”一词便席卷全球，诸如**“数字化城市”、“数字化校园”、“数字化医院”、“数字化图书馆”**、“数字化期刊”等概念已经家喻户晓、风起云涌，“数字化”已成为人们耳熟能详的现代化名词。事实证明，以数字输入为特色的计算机技术和网络通讯技术，会给使用者带来以往不可想象的便利享受，给创新者带来前所未有的发展前景。医学领域也不例外，研究者纷纷结合本学科或者本专业的工作实际，研究信息科学理论方法、特色规律，充分借助信息技术手段，探索、开发和应用一大批功能实用、性能卓越的信息系统，极大地提高了工作质量和效率。“数字化医院，数字化医疗设备、数字化医疗软件”等名词，如雨后春笋般应运而生，迅速蔓延并渗透到医学领域的各个角落，使医学科学焕发出了一片勃勃生机。

在这数字化时代的孕育下，解剖学催生了“数字人”的概念。数字化解剖数据集有三个主要功能：①为生命科学提供形态学依据；②利用数字化解剖数据库，可以在电脑上虚拟出一个看似真实的生物体，通过整合功能则进一步将生理和功能性数据附加在这个生物体上，最终实现从可视化、生理化到生物知识库的转化；③为系统生物学研究提供新的平台，数字解剖数据集的可计算、可分析以及整合生物数据的特点，则为这些研究提供了有利的条件。

随着**人类基因组计划**的完成，已认识到单纯依靠部分的研究在生物整体方面存在的局限性，科研人员进一步提出了系统生物学的研究思路，即通过实现从**基因**到**细胞**，到**组织**，到系统，到整体的各个层次的整合，去发现和理解涌现出来的各种系统性质。1989年，**美国国立医学图书馆**发起了“可视美国人计划”，由美国科罗拉多州大学的斯皮特教授领衔的美国数字人研究组，通过数字解剖数据库的研究和应用，受到了世界各地的重视，美国将其视为国家基础资源的一部分。2000年，继美国数字人之后，韩国亚州大学医学院在韩国科技信息研究院的资助下，提出了一个准备在5年内完成5具韩国人尸体切割任务的“可视韩国人计划”，并投入巨资用于韩国人数字解剖数据库的研制工作。

数字人计划意图建立一个医学图像库，以提供给生物医学文献的图像检索系统，此项计划也称为“虚拟人计划”。数字人研究计划分为4个阶段，即虚拟可视人、虚拟物理人、虚拟生理人和虚拟智能人。

第一步是虚拟可视人，就是通过计算机可以建立一个可视的、来源于真实的人体结构的虚拟人体；第二步是生理物理人，就是给予这个虚拟的人体一些物理的参数，使研究者对它进行按压，它能够收缩，它能够被压迫，它有各种各样和人体一样的一些物理性特征；第三步再给它输入一些来源于人体真实信息的生理现象，例如让它肌肉能够收缩，肠道能够蠕动，有心率、有血压；最后一步，就给予这个虚拟的人体赋予人类现有的一些智慧和思想，让它变成一个智能人。这就是数字人研究计划的四个主要步骤。

人类属于真核域、动物界、脊索动物门、脊椎动物亚门、哺乳纲、灵长目、人科、人属、人种。全世界的人类根据遗传特征来分共有三大人种：

（1）蒙古人种：俗称黄种人或亚美人种。主要特征是皮肤黄，头发粗而直，颜色是黑的，眼睛瞳孔周围的结状体是发黑的或者叫深褐色，面部的轮廓比较宽阔，颧骨比较平扁而且比较突出，鼻梁比较低，眼睛的内眦有内眦褶而且比较明显，外角稍上斜，所以，中国人把比较漂亮的眼睛叫丹凤眼。蒙古人种的胡须和体毛是最为稀少的。

（2）尼格罗人种：俗称黑种人或非洲人种。主要体质特征是皮肤黝黑，头发黑而卷曲，眼睛也是黑色的，鼻梁宽而扁，唇特厚，且有一定外翻，胡须和体毛相对较少。

（3）欧罗巴人种：俗称白种人或高加索人种，或者叫欧亚人种。主要体质特征是肤色、发色和眼色都较浅，金发碧眼，头发常呈波浪形，鼻梁高而窄，胡须和体毛最为发达。

欧罗巴人种喜欢洗澡，因为他们体毛发达，汗腺比较丰富。尼格罗人种的耐力和体力比较好，国际体育比赛中一些中长跑的获奖者基本上都是黑种人，这就是在人种方面的一些差别和优势。还有，如果从肤色的特征来分类，则分为四种，分别是黄色人种、黑色人种、白色人种和棕色人种。

人类是地球上出现的最高级的动物，目前处于所有物种统治者的地位，也是世界上唯一会使用火、会穿衣、会烹调食物及操作其他高级技术的动物，但并非是我们人类生物进化的终点。每一个人都是进化过程中的一个载体，数字化虚拟人体的意义在于将人体结构数字化和可视化，建立能够为计算机处理的数学模型，使计算机的定量分析技术和精准的模拟成为可能。其具有广泛的应用前景，可应用于医学、航天航空、国防、汽车、建筑家具、服装、饮食、广告制作、体育运动，等等，所有跟人直接相关的领域，数字人的诞生就可以让我们人体借助数字化虚拟的人体来为人类做各种各样的事。未来虚拟化人体可以代替人类去做一切可能做的事情。但是目前，研究的情况只能是从第一个可视人到物理人，然后涉足了一些生理人的环节，离智能人的研究还非常的遥远。

*注　释

数字化城市　从工业化时代向信息化时代转换的基本标志之一。一般指在城市“自然、社会、经济”系统的范畴中，能够有效获取、分类存储、自动处理和智能识别海量数据的、具有高分辨率和高度智能化的、既能虚拟现实又可直接参与城市管理和服务的一项综合工程。

数字化校园　以数字化信息和网络为基础，在计算机和网络技术上建立起来的对教学、科研、管理、技术服务、生活服务等校园信息的收集、处理、整合、存储、传输和应用，使数字资源得到充分优化利用的一种虚拟教育环境。通过实现从环境（包括设备、教室等）、资源（如图书、讲义、课件等）到应用（包括教、学、管理、服务、办公等）的全部数字化，在传统校园基础上构建一个数字空间，以拓展现实校园的时间和空间维度，提升传统校园的运行效率，扩展传统校园的业务功能，最终实现教育过程的全面信息化，从而达到提高管理水平和效率的目的。

数字化医院　利用先进的计算机及网络技术，将病人的诊疗信息、卫生经济信息与医院管理信息等进行最有效的收集、储存、传输与整合，并纳入整个社会医疗保健数据库的医院，使医院的服务对象由“有病求医”的患者扩展到整个社会。患者在世界上任何一个地方，只要通过网络接入，就可轻松查询个人健康档案，向医生进行健康咨询等。需要到医院就医时，可以在家中挂号或预约医生。

数字化图书馆 用数字技术处理和存储各种图文并茂文献的图书馆，实质上它是一种多媒体制作的分布式信息系统，把各种不同载体、不同地理位置的信息资源用数字技术存储，以跨越区域面向对象的网络查询和传播的一个大型信息系统。

人类基因组计划（human genome project，HGP） 是由美国科学家于1985年率先提出，旨在阐明人类基因组30亿个碱基对的序列，发现所有人类基因并搞清其在染色体上的位置，破译人类全部遗传信息，使人类第一次在分子水平上全面地认识自我。此计划于1990年正式启动。美国、英国、法国、德国、日本和中国科学家共同参与了这一价值达30亿美元的人类基因组计划。这一计划旨在为30多亿个碱基对构成的人类基因组精确测序，发现所有人类基因并搞清其在染色体上的位置，破译人类全部遗传信息。与曼哈顿原子弹计划和阿波罗计划并称为三大科学计划。

基因（遗传因子） 是遗传变异的主要物质。支配着生命的基本构造和性能。储存着生命孕育、生长、凋亡过程的全部信息，通过复制、转录、表达，完成生命繁衍、细胞分裂和蛋白质合成等重要生理过程。生物体的生、长、病、老、死等一切生命现象都与基因有关。它也是决定生命健康的内在因素。因此，基因具有双重属性：物质性和信息性。

细胞（cell） 是生物体基本的结构和功能单位。已知除病毒之外的所有生物均由细胞组成，但病毒生命活动也必须在细胞中才能体现。一般来说，细菌等绝大部分微生物以及原生动物由一个细胞组成，即单细胞生物；高等植物与高等动物则是多细胞生物。细胞可分为两类：原核细胞、真核细胞。但也有人提出应分为三类，即把原属于原核细胞的古核细胞独立出来作为与之并列的一类。研究细胞的学科称为细胞生物学。世界上现存最大的细胞为鸵鸟的卵子。细胞体形极微，在显微镜下始能窥见，形状多种多样，主要由细胞核与细胞质构成，表面有细胞膜。高等植物细胞膜外有细胞壁，细胞质中常有质体，体内有叶绿体和液泡，还有线粒体。动物细胞无细胞壁，细胞质中常有中心体，而高等植物细胞中则无。细胞有运动、营养和繁殖等机能。

组织 细胞分化产生了不同的细胞群，每个细胞群都是由许多形态相同，结构、功能相似的细胞和细胞间质联合在一起构成的，这样的细胞群称做组织。人体有四大基本组织：上皮组织、结缔组织、肌肉组织、神经组织。

美国国立医学图书馆 美国的三大国立图书馆之一，是医学、药理学、医药生物学与医药化学专业情报中心，也是世界上最大的研究图书馆之一。隶属于美国卫生与公众服务部的国立卫生研究院，位于马里兰州贝塞斯达。前身是1836年建立的陆军军医总署图书馆。该馆主要出版物有《医学索引》《国立医学图书馆近期目录》《国立医学图书馆分类法》等。

第二节 中国数字人研究的过程

2001年至2002年间，国家科技部经过第174次和第208次两次**香山科学会议**对数字人的充分论证，我国参会专家们的一致观点是：中国是拥有13多亿人口的泱泱大国，不能没有中国自己的数字人研究，所以必须要开展此项研究工作。会议结束后，有关的科技部门随即启动了国家高技术研究发展计划，简称 863 计划。2001 年启动了《数字化虚拟人体若干关键技术》项目研究，2002 年启动了《数字化虚拟中国人的数据集构建与海量数据库系统》项目研究。这两项目都由当时南方医科大学的人体解剖与组织胚胎学国家重点学科主任原林教授承担。

在原林教授的带领下，课题组精挑细选了标准的中国人进行数字人的实验。首先进行全身 CT 扫描，然后对全身的血管进行灌注，再把人体冰冻包埋，置于零下 10～5℃的冰库内，用工业用的铣床从头到脚逐层磨削，每一层用当时最高分辨率的扫描仪或者数码相机逐层采集图像，完成了中国“数字人女 1 号”的数据采集，获得了 8556 层人体切片资料。第二个是中国“**数字人男 1 号**”，获得了 9215 层切片，平均的厚度是 0.2 毫米一层，连续切削时间大约在 25～27 天。

随后项目组又相继推出了“中国数字人女性”和“中国数字人男性”等高分辨率的数字解剖数据库，当时从分辨率和精准度，到标本的质量，都达到了世界最高水平。至此，我国也成为继美国和韩国之后，在世界上第三个拥有本国虚拟人数据集的国家。

2007 年，中国数字化人体数据集的建立获得了国家科学技术进步二等奖，在数字人前期的研究过程中，在原林教授的带领下，中国数字人研究团队不仅掌握了中国数字人切片建模和数据集获取等关键性技术问题，如刚才说到的血管灌注技术，也是在 2001 年获得了国家科技进步二等奖，这是技术类的全国最高奖项，以及高精度的冰冻磨削等方面，都是在实验当中反复进行的，所以，当时都达到了世界最高水平。研究者全面获取了来自正常中国人身体的全部的形态学信息，之后就可以利用人体图像解剖数据库，对人体的部位进行选择性的图像分割和三维重建，可以在数字解剖数据集上构建出人体任何器官和系统。随着中国数字人研究的完成，以后再完成大样本量、大数据集的中国人数字化虚拟数据集，在此基础上中国就可以向数字物理人、数字生理人，甚至数字智能人迈进。

*注　释

香山科学会议　由国家科技部（原国家科委）发起，在科技部和中国科学院的共同支持下于 1993 年正式创办。相继得到国家自然科学基金委员会、中国科学院、中国工程院、教育部、解放军总装备部和国防科工委等部门的资助与支持。上述各单位均为香山科学会议的理事会成员单位。香山科学会议是我国科技界以探索科学前沿、促进知识创新为主要目标的高层次、跨学科、小规模的常设性学术会议，会议实行执行主席负责制。会议宗旨是创造宽松学术交流环境，弘扬学术民主风气，面向科学前沿，面向未来，促进学科交叉与融合，推进整体综合性研究，启迪创新思维，促进知识创新（图 6-1）。

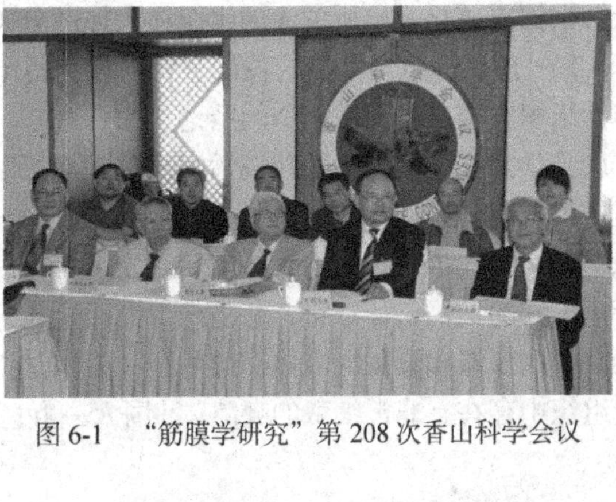

图 6-1　“筋膜学研究”第 208 次香山科学会议

数字人男 1 号 南方医科大学从 20 位自愿捐献者中筛选出来的“标准中国人”。“数字人”是在电脑里合成的三维人体详细结构。尸体标本为一名 28 岁的汉族健康男性。有了尸体标本后，科学家所做的工作就是用精密切削刀将尸体横向切削成薄片。每切下一片，就用高效数码相机和扫描仪拍照，然后转化成数据，输入电脑，最后由电脑合成三维的立体人类生理结构。“中国数字人男 1 号”数码相机像素达 2200 万，图像分辨率为 4040×5880，是当时世界上 0.2 毫米虚拟人切削中分辨率最高的数据集。

第三节　数字人构建全身筋膜支架的由来

在 2003 年前后，当时有很多的国内著名学者对中医的千古之谜——经络的研究焦点都集中在了**结缔组织**上，即筋膜。1996 年 11 月 1 ~ 4 日，以“经络研究的进展与未来”为主题的第 65 次香山科学会议上，我国著名学者**费孝通**先生在会议上说：“具有几千年历史的中国文化和实践经验，在很多地方都包含在中医里面，如何用现代化的语言进行描述，用现代科学和技术来说明这一行之有效的传统理论和技术，是摆在我们这个时代面前的历史使命。”他希望，到 21 世纪的时候，中西医能够融合成为真正意义上的现代医学。

所以，当时研究人员就特别关注人体的筋膜结缔组织，因为完成了数字人技术就有了一个来自全身所有的解剖学结构的数据解剖集，在数字人解剖数据集上针对人体，首先是四肢的筋膜结缔组织聚集的地方进行标记，然后将标记的点逐层叠加成线后发现，这条线与中医古代经典文献上记载的经络体表走行线非常相似。后来又分别利用了 CT 和核磁共振反复获取了活体的数据，通过计算机的自动识别重建图像并进行反复的验证，也能得到同样的结果。所以，无论是人体的活体，还是来源于尸体的标本，都能够在形态学上证实可能是经络的实质，也说明经络和结缔组织密切相关。

数字人技术的最大优势，就是可以一次性地把研究中所关注的结构提取出来，例如，你想看到全身的血管、骨骼、各功能系统的脏器等都没有问题。当然，研究者这次关注的是全身的结缔组织，结缔组织在以往的技术中是很难实现全面获取的，因为筋膜遍布在全身各处，目前所有的方法都难以全面展现。在国内外过去对经络研究的过程当中，组织学家对经络穴位进行了组织学的切片观察；生理学家又进行了神经传导的测试；物理学家又通过各种声、光、电、磁等探测手段，但这些都是比较片面的研究。研究者通过数字人研究，第一次从更宏观的角度来看人体的结构，再通过计算机的图像分割和重建技术，使研究者能够根据需要显示出所关注的组织在人体的分布，尤其是筋膜结缔组织（图 6-2）。然后通过与经络穴位的分析对比，得出了经络穴位的分布和筋膜结缔组织支架分布非常相似的结论。

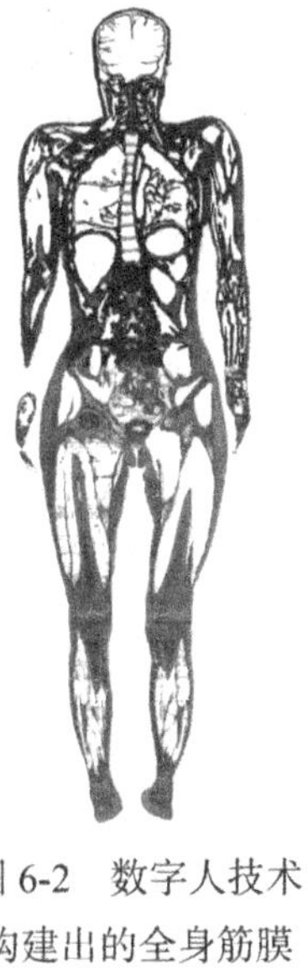

图 6-2　数字人技术构建出的全身筋膜结缔组织支架

筋膜学是在中医经络的解剖学实质基础上提出来的。现代经络研究人员通过约 50 年的探索，对于经络和穴位的解剖学、组织学定位基本达成了共识，经络和穴位与人体结缔组织关系密切。在以往的研究中，往往一谈到探索未知的结构，如经络，总是想方设法地通过先进的手段，用各种尽可能精密的仪器和设备向人体细微的结构去探索。比如德国人发现了所谓结缔组织中存在有非常细微的缝隙；韩国人一直追踪研究的“凤汉氏小体”

以及很多国内学者提出来的胶原纤维的网络，等等。

这些研究的出发点都是一定要找出与现有生物学发现以外的结构——经络才罢休，殊不知这个方向是错误的！中医讲究“天人合一”，宏观整体；西医讲究精准细微，微观变化。研究中医经络问题应该从宏观的角度把人体作为一个整体研究对象。如果说以往的研究是**盲人摸象**，那么数字人的研究就是在研究人的整体，因此，中国数字人研究技术的应用，对于揭示经络的解剖学实质和逐渐完善的筋膜学说，以及人体结构的两系统理论的建立可谓功不可没。

*注　释

结缔组织（connective tissue）　人体四大组织之一，肉眼可见，称为筋膜。由细胞和大量细胞间质构成，结缔组织的细胞间质包括基质、细丝状的纤维和不断循环更新的组织液，具有重要功能意义。广义的结缔组织，包括液状的血液、松软的固有结缔组织和较坚固的软骨与骨，一般所说的结缔组织仅指固有结缔组织。结缔组织均起源于胚胎时期的间充质（mesenchyme），间充质由间充质细胞和大量稀薄的无定形基质构成。间充质细胞呈星状，细胞间以突起相互连接成网，核大，核仁明显，胞质弱嗜碱性。间充质细胞分化程度低，在胚胎时期能分化成各种结缔细胞、内皮细胞、平滑肌细胞等。成体结缔组织内仍保留少量未分化的间质细胞。

结缔组织是人和高等动物的基本组织之一，由细胞、纤维和基质组成。细胞有巨噬细胞、成纤维细胞、浆细胞、肥大细胞等。纤维包括胶原纤维、弹性纤维和网状纤维，主要有联系各组织和器官的作用。基质是略带胶黏性的液质，填充于细胞和纤维之间，为物质代谢交换的媒介。纤维和基质又合称“间质”，是结缔组织中最多的成分。结缔组织具有很强的再生能力，创伤的愈合多通过它的增生而完成。结缔组织又分为疏松结缔组织（如皮下组织）、致密结缔组织（如腱）、脂肪组织等。结缔组织在动物体内分布广，种类多，包括固有结缔组织（疏松结缔组织、致密结缔组织、网状组织、脂肪组织），血液、软骨和骨组织，它们都有共同的特征：它们都起源于胚胎性结缔组织——间充质。在它们的组成成分中除细胞外，还有大量非细胞物质（无定形基质和纤维）。疏松结缔组织（loose connective tissue）又称蜂窝组织（areolar tissue），其特点是细胞种类较多，纤维较少，排列稀疏。疏松结缔组织在体内广泛分布，位于器官之间、组织之间以至细胞之间，起连接、支持、营养、防御、保护和修复等功能。

1. 细胞

疏松结缔的细胞种类较多，其中包括成纤维细胞、巨噬细胞、浆细胞、肥大细胞、脂肪细胞、未分化的间充质细胞。此外，血液中的白细胞，如嗜酸性粒细胞、淋巴细胞等在炎症反应时也可游走到结缔组织内。各类细胞的数量和分布随疏松结缔组织存在的部位和功能状态而不同。

（1）成纤维细胞（fibroblast）是疏松结缔组织的主要细胞成分。细胞扁平，多突起，呈星状，胞质较丰富，呈弱嗜碱性。胞核较大，扁卵圆形，染色质疏松、着色浅，核仁明显。在电镜下，胞质内富于粗面内质网、游离核糖体和发达的高尔基复合体，表明细胞合成蛋白质功能旺盛。成纤维细胞既合成和分泌胶原蛋白、弹性蛋白，生成胶原纤维、网状纤维和弹性纤维，也合成和分泌糖胺多糖和糖蛋白等基质成分。成纤维细胞处于功能静止状态时，称为纤维细胞（fibrocyte）。细胞变小，呈长梭形，胞核小，着色深，胞质内粗面内质网少、高尔基复合体不发达。在一定条件下，如创伤修复，结缔再生时，纤维细胞又能再转变为成纤维细胞。同时，成纤维细胞也能分裂增生。成纤维细胞常通过基质糖蛋白的介导附着在胶原纤维上。在趋化因子（如淋巴因子、补体等）的吸引下，成纤维细胞能缓慢地向一定方向移动。

（2）巨噬细胞（macrophage）是体内广泛存在的具有强大吞噬功能的细胞。在疏松结缔组织内的巨噬细胞又称为组织细胞（histiocyte），常沿纤维散在分布，在炎症和异物等刺激下活化成游走的巨噬细胞。巨噬细胞形态多样，随功能状态而改变，通常有钝圆形突起，功能活跃者，常伸出较长的伪足而形态不规则。胞核较小，卵圆形或肾形，多为偏心位，着色深，核仁不明显，胞质丰富，多呈嗜酸性，含空泡和异物颗粒。电镜下，细胞表面有许多皱褶、小泡和微绒毛，胞质内含大量初级溶酶体、次级溶酶体、吞噬体、吞饮小泡和残余体。细胞膜附近有较多的微丝和微管。巨噬细胞是由血液内单核细胞穿出血管后分化而成，此时，细胞变大，线粒体及溶酶体增多，黏附和吞噬能力增强。在不同组织器官内的巨噬细胞存活时间不同，一般为 2 个月或更长。巨噬细胞有重要的防御功能，它具有趋化性定向运动、吞噬和清除异物及衰老伤亡的细胞、分泌多种生物活性物质以及参与和调节人体免疫应答等功能。

1）趋化性定向运动：巨噬细胞可沿某些化学物质的浓度梯度进行定向移动，聚集到产生和释放这些化学物质的病变部位，这种特性称为趋化性（chemotaxis）。这类化学物质称为趋化因子（chemotactic factor），如补体、细菌的产物、炎症组织的变性蛋白等。

2）吞噬作用：巨噬细胞具有强大的吞噬能力，包括非特异性吞噬作用和特异性吞噬作用。巨噬细胞经趋化性定向运动抵达病变部位时，即伸出伪足并黏附和包围细菌、异物、衰老伤亡的细胞等，进而摄入胞质内形成吞噬体或吞饮小泡。吞噬体、吞饮小泡与初级溶酶体融合，形成次级溶酶体，异物颗粒被溶酶体酶消化分解后，成为残余体。

在非特异性吞噬过程中，巨噬细胞直接识别和黏附被吞噬物，如碳粒、粉尘、衰老的细胞和某些细菌。巨噬细胞表面有多种受体，有的能与抗体结合（Fc 受体），有的能与补体结合（C3 受体），有的能与纤维粘连蛋白结合（纤维粘连蛋白受体）。在特异性吞噬过程中，抗体、补体、纤维粘连蛋白作为识别因子先将细菌、病毒、异体细胞、受损伤的细胞等包裹起来，通过它们与巨噬细胞表面相应的受体结合，才能被巨噬细胞识别和黏附，启动巨噬细胞的吞噬过程，并显著增强吞噬作用，这种免疫吞噬作用是巨噬细胞重要的功能特征。

3）分泌作用：巨噬细胞有活跃的分泌功能，能合成和分泌数十种生物活性物质，如溶菌酶（lysozyme）、干扰素（interferon）、补体（complement）等参与机体的防御功能。还能分泌血管生成因子、造血细胞集落刺激因子、血小板活化因子等激活和调节有关细胞功能活动的多种物质。

4）参与和调节免疫应答：巨噬细胞能捕捉、加工处理和呈递抗原。被巨噬细胞捕捉的抗原经加工处理后，与主要组织相容性复合体（MHC）的Ⅱ类基因产物结合，形成抗原—MHC Ⅱ类分子复合物后贮存在巨噬细胞表面，并呈递给淋巴细胞，启动淋巴细胞发生免疫应答。其次，巨噬细胞本身也是免疫效应细胞，活化的巨噬细胞能杀伤病原体和肿瘤细胞。此外，巨噬细胞分泌的某些生物活性物质如白细胞介素Ⅰ（interleukin Ⅰ，IL-Ⅰ）、干扰素等也参与调节免疫应答。

（3）浆细胞（plasma cell）通常在疏松结缔组织内较少，而在病原菌或异性蛋白易于入侵的部位如消化道、呼吸道固有层结缔组织内及慢性炎症部位较多。细胞呈卵圆形或圆形、核圆形，多偏居细胞一侧，染色质成粗块状沿核膜内面呈辐射状排列。胞质丰富，嗜碱性，核旁有一浅染区。电镜下，胞质内含有大量平行排列的粗面内质网和游离的多核糖体。发达的高尔基复合体和中心体位于核旁浅染区内。浆细胞具有合成、贮存与分泌抗体（antibody）即免疫球蛋白（immunoglobulin，Ig）的功能，参与体液免疫应答。浆细胞来源于B淋巴细胞，在抗原的反复刺激下，B淋巴细胞增殖、分化，转变为浆细胞，产生抗体。抗体能特异性地中和、消除抗原。

（4）肥大细胞（mast cell）较大，呈圆形或卵圆形，胞核小而圆，多位于中央。胞质内充满异染性颗粒，颗粒易溶于水。电镜下，颗粒大小不一，圆形或卵圆形，表面有单位膜包裹，内部结构常呈多样性，在深染的基质内含螺状或网格状晶体，或含细粒状物质。肥大细胞分布很广，常沿小血管和小淋巴管分布。肥大细胞与变态反应有密切关系。肥大细胞合成和分泌多种活性介质，包括组胺（histamine）、嗜酸性粒细胞趋化因子（ECF-A）、白三烯（leukotriene）和肝素（heparin）等。组胺、白三烯能使细支气管平滑肌收缩，使微静脉及毛细血管扩张，通透性增加。嗜酸性粒细胞趋化因子能吸引嗜酸性粒细胞到变态反应的部位，肝素则有抗凝血作用。组胺、嗜酸性粒细胞趋化因子和肝素等合成后贮存于颗粒内并能迅速释放。释放时颗粒合并，形成脱粒管道，开口于细胞表面。白三烯则不在颗粒内贮存，其释放较组胺等迟缓。肥大细胞脱颗粒、释放介质是一种特异性反应。机体受过敏原（如花粉、某些药物等）的刺激后，浆细胞产生亲细胞性抗体 IgE。肥大细胞膜表面有 IgE 受体，当 IgE 与肥大细胞的 IgE 受体结合后，机体即对该过敏原呈致敏状态。当机体再次接触相同的过敏原时，少量的过敏原便可与肥大细胞上的 IgE 结合，启动肥大细胞脱颗粒，释放介质，引起过敏反应，如在皮肤引起荨麻疹，在呼吸道引起支气管哮喘等。一般认为，肥大细胞的祖细胞来源于骨髓，经血流迁移到结缔组织内，发育为肥大细胞。组织内的肥大细胞可分裂增殖，其寿命为数天至数月。

（5）脂肪细胞（fat cell）常沿血管分布，单个或成群存在。细胞体积大，常呈圆球形或相互挤压成多边形。胞质被一个大脂滴推挤到细胞周缘，包绕脂滴。核被挤压成扁圆形，连同部分胞质呈新月形，位于细胞一侧。在 HE 标本中，脂滴被溶解，细胞呈空泡状。脂肪细胞有合成和贮存脂肪、参与脂质代谢的功能。

（6）未分化的间充质细胞（undifferentiated mesenchymal cell）是保留在成体结缔组织内的一些较原始的细胞，它们保持着间充质细胞的分化潜能，在炎症与创伤时可增殖分化为成纤维细胞、脂肪细胞。间充质细胞常分布在小血管尤其是毛细血管周围，并能分化为血管壁的平滑肌和内皮细胞。

（7）白细胞受趋化因子的吸引，常穿出毛细血管和微静脉，游走到疏松结缔组织内，行使其功能，参与免疫应答和炎症反应。疏松结缔组织内以嗜酸性粒细胞、淋巴细胞、中性粒细胞多见。游走出的单核细胞将分化为巨噬细胞。

2. 结缔组织中的纤维组织

（1）胶原纤维（collagenous fiber）数量最多，新鲜时呈白色，有光泽，又名白纤维。HE 染色切片中呈嗜酸性，着浅红色。纤维粗细不等，直径 1~20μm，呈波浪形，并互相交织。胶原原纤维由直径 20～200nm 的胶原原纤维粘合而成。电镜下，胶原原纤维显明暗交替的周期性横纹，横纹周期约 64nm。胶原纤维的韧性大，抗拉力强。胶原纤维的化学成分为Ⅰ型和Ⅱ型胶原蛋白。胶原蛋白（简称胶原，collagen）主要由成纤维细胞分泌，分泌到细胞外的胶原再聚合成胶原原纤维，进而集合成胶原纤维。

胶原纤维形成的基本过程如下：

1）细胞内合成前胶原蛋白分子：成纤维细胞摄取合成蛋白质所需的氨基酸，包括脯氨酸、赖氨酸和甘氨酸，在粗面内质网的核糖体上按照特定的胶原 mRNA 的碱基序列，合成前α-

多肽链。后者边合成边进入粗面内质网腔内，并在羟化酶的作用下，将肽链中的脯氨酸和赖氨酸羟化。经羟化后，三条前α-多肽链互相缠绕成绳索状的前胶原蛋白分子（procollagen molecule）。溶解状态的前胶原蛋白分子，两端未缠绕，呈球状构型，在粗面内质网腔内或转移到高尔基复合体内加入糖基后，分泌到细胞外。

2）原胶原蛋白分子的细胞外聚合：细胞外的前胶原蛋白分子，在肽内切酶的作用下，切去分子两端球状构形部分，形成原胶原蛋白分子（tropocol-lagen）粗约 1.5nm，长约 300nm。原胶原蛋白分子平行排列聚合成胶原原纤维。聚合时，相互平行的相邻分子错开 1／4 分子长度，同一排的分子，首尾相对并保持一定距离，聚合成束，于是形成具有 64nm 周期横纹的胶原原纤维。聚合时，分子内、分子间的化学基因进行缩合、交联，增加原纤维的稳固性。若干胶原原纤维经糖蛋白黏合成粗细不等的胶原纤维。胶原纤维的合成受多方面的影响和调控。如细胞内脯氨酸的含量直接影响前α-多肽链的合成；缺氧或缺乏维生素 C 或 Fe^{2+}等辅助因子，可导致前α-多肽链的羟化受到抑制，造成前胶原蛋白合成障碍，影响创伤的愈合；聚合时，胶原蛋白分子内和分子间的交联障碍(常因赖氨酰氧化酶不足所致)将影响胶原纤维的稳固性。除成纤维细胞外，成骨细胞、软骨细胞、某些平滑肌细胞等起源于间充质的细胞以及多种上皮细胞也能产生胶原蛋白。

（2）弹性纤维（elastic fiber）新鲜状态下呈黄色，又名黄纤维。在 HE 标本中，着色轻微，不易与胶原纤维区分。但醛复红（aldehyde-fuchsin）或地衣红（orcein）能将弹性纤维染成紫色或棕褐色。弹性纤维较细，直行，分支交织，粗细不等（0.2～1.0μm），表面光滑，断端常卷曲。电镜下，弹性纤维的核心部分电子密度低，由均质的弹性蛋白（elastin）组成，核心外周覆盖微原纤维（microfibril），直径约 10nm。弹性蛋白分子能任意卷曲，分子间藉共价键交联成网。在外力牵拉下，卷曲的弹性蛋白分子伸展拉长；除去外力后，弹性蛋白分子又回复为卷曲状态。

弹性纤维富于弹性而韧性差，与胶原纤维交织在一起，使疏松结缔组织既有弹性又有韧性，有利于器官和组织保持形态位置的相对恒定，又具有一定的可变性。

（3）网状纤维（reticular fiber）较细，分支多，交织成网。网状纤维由Ⅲ型胶原蛋白构成，也具有 64nm 周期性横纹。纤维表面被覆蛋白多糖和糖蛋白，故 PAS 反应阳性，并具嗜银性。用银染法，网状纤维呈黑色，故又称嗜银纤维（argyrophil fiber）。网状纤维多分布在结缔组织与其他组织交界处，如基膜的网板、肾小管周围、毛细血管周围。在造血器官和内分泌腺，有较多的网状纤维，构成它们的支架。

3. 结缔组织中的基质

（1）基质（ground substance）是一种由生物大分子构成的胶状物质，具有一定黏性。构成基质的大分子物质包括蛋白多糖和糖蛋白。蛋白多糖（proteoglycan）是由蛋白质与大量多糖结合成的大分子复合物，是基质的主要成分。其中，多糖主要是透明质酸（hyaluronic acid），其次是硫酸软骨素 A、C（chondroitin sulfate A、C）、硫酸角质素 A、C（keratin sulfate）、硫酸乙酰肝素（heparan sulfate）等。它们都是以含有氨基己糖的双糖为基本单位聚合成的长链化合物，总称为糖胺多糖（glycosaminoglycan，GAG）。由于糖胺多糖分子存在大量阴离子，故能结合大量水（结合水）。透明质酸是一种曲折盘绕的长链大分子，拉直可达 2.5μm，由它构成蛋白多糖复合物的主干，其他糖胺多糖则以蛋白质为核心构成蛋白多糖亚单位，后者再通过连接蛋白结合在透明质酸长链分子上。蛋白多糖复合物的立体构型形成有许多微孔隙的分子筛，小于孔隙的水和溶于水的营养物、代谢产物、激素、气体分子等可以通过，便于血液与细胞之间进行物质交换。大于孔隙的大分子物质，如细菌等不能通过，使基质成为限制细菌扩散的防御屏障。溶血性链球菌和癌细胞等能产生透明质酸酶，破坏基质的防御屏障，致使感染和肿瘤浸润扩散。

（2）糖蛋白（glycoprotein）是基质内另一类重要的生物大分子，与蛋白多糖相反，其主要成分是蛋白质。从基质内已经分离出多种糖蛋白，主要的有纤维粘连蛋白（fibronectin，FN）层粘连蛋白（laminin）和软骨粘连蛋白（chondronectin）等。这类基质大分子不仅参与基质分子筛的构成,同时通过它们的连接和介导作用也影响细胞的附着和移动以及参与调节细胞的生长和分化。

纤维粘连蛋白是基质中一种重要的糖蛋白，存在于胶原纤维和许多结缔组织细胞周围。在电镜下，纤维粘连蛋白呈原纤维状，由两条多肽链组成，两条肽链的一端由若干二硫键连接。每一肽链上均有若干特定的功能区，能分别与细胞、胶原、肝素和纤维素等结合。于是，纤维粘连蛋白作为一种中介蛋白，能将细胞连接到胶原、肝素等细胞外基质上。

（3）组织液（tissue fluid）是从毛细血管动脉端渗入基质内的液体，经毛细血管静脉端和毛细淋巴管回流入血液或淋巴，组织液不断更新，有利于血液与细胞进行物质交换，成为组织和细胞赖以生存的内环境。当组织液的渗出、回流或机体水盐、蛋白质代谢发生障碍时，基质中的组织液含量可增多或减少，导致组织水肿或脱水。

费孝通（1910.11.2—2005.4.24）　江苏吴江（今苏州市吴江区）人，著名社会学家、人类学家、民族学家、社会活动家，中国社会学和人类学的奠基人之一，第七、八届全国人民代表大会常务委员会副委员长，中国人民政治协商会议第六届全国委员会副主席。1928 年考入东吴大学医预科，1938 年获得伦敦大学经济政治学院博士学位，1944 年加入民盟，1982 年被选为伦敦大学经济政治学院院士，1988 年获联合国大英百科全书奖。

盲人摸象　中国成语，比喻看问题总是以点代面、以偏概全。寓言讽刺的对象是目光短浅的人。出自《长阿含经》卷十九。原文："有王告大臣：'汝牵一象来示众盲者。'时彼众盲各以手触，大王即唤众盲，各各问言：'象类何物？'触牙者即言'象形如萝菔①根'；其触耳者言象'如箕'②；其触头者言象'如石'；其触鼻者言象'如杵'③；其触脚者言象'如臼'④；其触脊⑤者言象'如床'；其触腹者言象'如瓮'⑥，其触尾者言象'如绳'。"注释：①萝菔：萝卜。②箕：簸箕，扬米去糠的器具。③杵（chǔ）：一头粗一头细的圆木棒，用于舂（chōng）米等。④臼（jiù）：用石或木制成的舂米的器具。⑤脊：这里指背部。⑥瓮（wèng）：一种盛东西的陶器，腹部较大。

思　考　题

1. 数字人的定义是什么？
2. 数字人的终极目标是什么？
3. 筋膜学与数字人有什么样的关系？

第七章　解读生物进化的时间轴

第一节　筋膜的进化生物学

筋膜学是围绕着个体生命的周期在不断延长这条轴线来研究生物进化的，这就是生物进化的时间轴。接下来回顾一下生物进化过程中有哪些奇特的现象。

地球是在46亿年前形成的，34亿年前地球上才出现了生命。在这十几亿年的过程中储存了一些生命必须的物质，从无机物开始，然后产生有机物，最后才合成了生命物质。那么什么是生命物质呢？生命物质包含**糖类、氨基酸和核酸**这三种主要成分，这些成分聚集在一起，它们之间进行代谢、分解与合成的反应，这些反应叫作生命活动。在此时生命还没有出现，这个时期是生命出现的第一个阶段，也叫作生命出现的前期。

当这些物质积累到了一定的程度之后，它们聚集在一起形成了一个生命集合体，从而产生了最早的细胞，这是生命出现的第二个阶段。目前知道最早的细胞是出现在34亿年前的**蓝藻**，生物学家在南非发现的蓝藻化石被认为是地球上已发现最早的细胞。但是，从理论上来说，生命出现的时间可能还要比这早1亿～2亿年，那时候出现的是**原核生物**。然后通过5亿～6亿年的进化过程，才出现了**真核生物**，原核生物到真核生物最主要的进化就是遗传物质聚集到了细胞中央，形成了成形的**细胞核**，它的意义在于让细胞的遗产物质从无序状态变成了有序状态，将遗传物质和功能物质分开。

最早的细胞形态的生命都是独立存在的，称为**单细胞生物**。单细胞生物直接和环境接触，对外界有害物质的抵抗能力非常弱，所以它的安全系数特别低。如果把每个细胞看作一个六面体的话，那么单细胞生物的每个面都会存在安全风险，它的安全系数看作是六分之零。但是在生命进化的过程中，细胞不断聚集，两个细胞结合在一起，那么它们接触的那个面就是安全的，这样一次次的累积，它的安全系数在不断地提高。比如有一堆细胞聚在一起，在中间的细胞周围都与其他细胞接触，它的安全系数就是最高的。细胞不断聚集增强了集体的生存能力，其实道理非常简单，可以说团结就是力量，团结就是生命，团结就是寿命。所以说，团结这个优势在生命进化中显得特别的重要。

多细胞生物的出现，为物种大爆炸创造了条件。现在我们看到的动物、植物和微生物都是多细胞生物，只有少数还保持着单细胞、双细胞或链状生物的状态。比如双球菌（图7-1），它是两个细胞合在一起的，链球菌（图7-2）是一串细胞结合在一起的。还有蛙卵，实际是片状生物的状态。这些细胞的排列实际上是没有规则的。

多细胞生物的排列从无序到有序，是胚层类进化开始的标志。单胚层生物是一个球状体，周边是功能细胞，中间是细胞膜外基质。这种有固定形态、有功能分工的生物，就是胚层类生物。胚层类生物从单胚层、双胚层到三胚层不断地分化。人类实际上就是一种非常典型的三胚层生物，三胚层生物出现的意义在于，在生物体中出现了最早的支持与储备部分。那么，生物从单胚层到双胚层，最后到三胚层的进化有什么生物学意义呢？

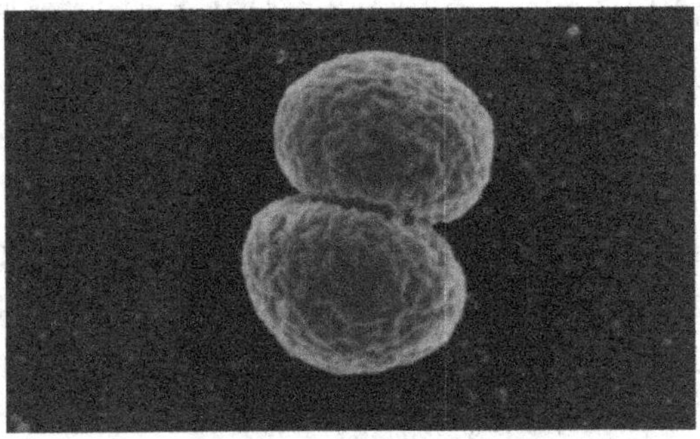

图 7-1　双球菌

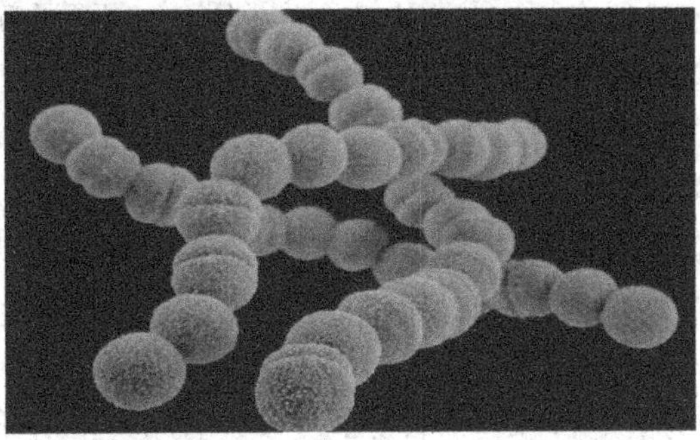

图 7-2　链球菌

第一，这种胚层类的结构形成了物质的共享，也就是营养物质的共享，细胞围绕在同一个腔体里面，这个腔体里的细胞外基质所含的营养物质可被细胞吸收；第二，这种胚层类的结构也让细胞间形成了信息的共享，生物信息通过内分泌、神经传导进行共享，让细胞对生命体各部分的生命状态和生命活动能及时做出反应。第三，在众多的细胞中，如果某一个细胞出现了死亡或损伤，存在于细胞外基质里面的一些储备细胞，马上就可以填补这个空缺，维持整个机体的完整性。储备细胞的出现，对胚层生物的不断进化提供了有利条件，对生物进化意义重大。

在胚层类细胞的进化过程中也有很多不同的变化。第一个主要变化是储备细胞的变化，最早出现的储备细胞是间充质细胞，或者叫原生干细胞，之后又出现了成纤维细胞，最后成纤维细胞又演变成脂肪细胞，那这个储备细胞就不是单一的一种干细胞了，其中的成纤维细胞和脂肪细胞，全都变成储备细胞。第二个主要的变化是出现了纤维细胞（图 7-3），成纤维细胞产生的纤维蛋白原形成的胶原纤维，形成了弹力纤维和网状纤维，都是由成纤维细胞和纤维蛋白原合成的。

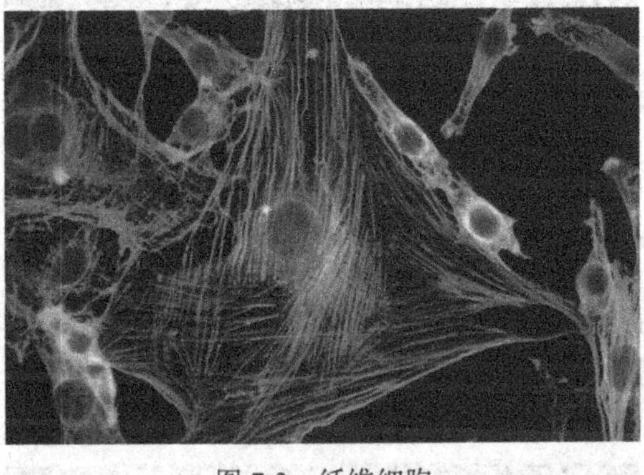

图 7-3　纤维细胞

纤维的出现对于生物有双重意义。第一，它可以把细胞相对固定起来；第二，这个纤维本身是传导力学的结构，可以通过纤维来传递到细胞上，比如拉伸效应，就是通过纤维将细胞变形，把它由圆拉扁了，这样一个简单的过程，实际上就激发了这个细胞膜的钙离子通道，钙离子通道的开放就使得细胞内的增殖机制活跃起来，通过拉伸效应，可以使细胞的增殖作用大大增强，所以，纤维的双向调节功能是非常重要的。

另外，筋膜中还有一种清理机制，不管是干细胞还是纤维，大多数研究是注重让细胞增殖。但是对细胞来说，有生就有死，细胞凋亡后的去向却鲜有研究。通过筋膜学的研究，认为细胞有生必有死，生和死是一对矛盾，如果死的问题解决不好，也会造成整个系统的紊乱。这就是说，机体出现了以淋巴结、毛细淋巴管、淋巴管为主的清理系统，也是筋膜学需要研究的内容。

最后就是性与生物寿命的关系，我们知道，生物从低级向高级进化的过程中，是从**无性繁殖**开始的，无性繁殖是一种低级的繁殖方式，之后逐渐向有性繁殖过渡，现在大多数生物都是有性生殖，植物的花蕊有雄蕊、雌蕊，动物有公、有母。当遗传物质量比较少的时候，无性繁殖容易完成复制，但是，如果是数量相当大的时候，就很难完成了。无性繁殖无法进行基因的自由组合，所以不良性状就会保留，反映到动物身上就是先天性畸形、残疾，而有性生殖可淘汰变异的基因，把一些最优势的基因组合成一个新的个体，然后繁殖出来。

有性生殖就是一个优选的过程，之后再从体外受精发展到体内受精，这样就节省了很多能量。把影响生育的危险因素排除在体外，通过在体内的受精作用，优选出最佳的基因，最后能发展的个体是最优状态，所以，在生殖过程中，对人体的寿命不断的延长，有性生殖也起了一个非常重要的作用。

那么，筋膜对寿命起到了什么样的作用呢？

先从一些生命期短的生物说起，比如双胚层的生物：水母（图 7-4）。水母的筋膜就叫作中胶层，它的中胶层里面就是细胞外基质和黏多糖，没有纤维，更没有清除系统，然后就是很多的干细胞，这些干细胞分裂和分化得很快，使水母长得非常快，但是它的死细胞却没有办法清除，这样就导致水母的寿命十分短暂，所以，水母出现了就要赶快捕捞。

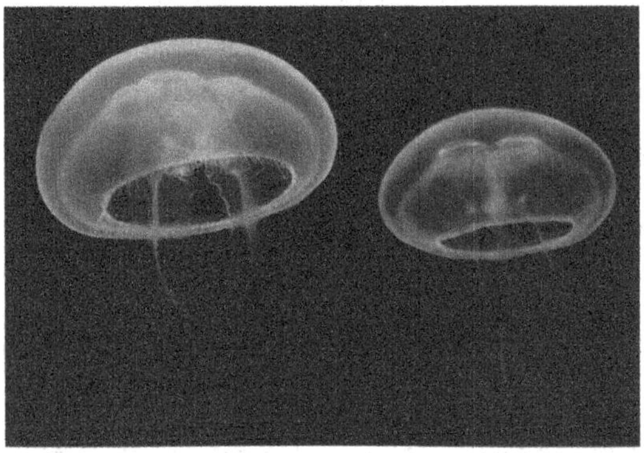

图 7-4　水母

另外一种生物也很奇特，它自己在环境中也很具有优势，什么都吃，什么环境都能适应，比如有些软体动物：鱿鱼（图 7-5）、墨鱼、章鱼等，它们也是缺乏了很坚强的纤维支撑，所以调节能力也很差。最关键的是，它不具备储备细胞，没有脂肪细胞。即它只有干细胞和成纤

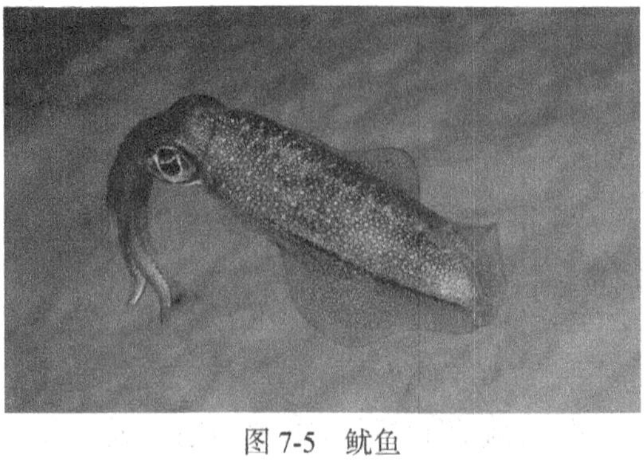

图 7-5　鱿鱼

维细胞，所以它也是很短命的，而且还有重要的一点，就是鱿鱼、墨鱼、章鱼没有一个完整的清理系统，它的代谢产物无办法及时清除出去，这样就造成了它们寿命的短暂，一般鱿鱼的寿命就是 1～2 年，章鱼的寿命稍微长一点，但是一般最长的也不会超过 10 年。

再看看寿命比较长的物种，比如，乌龟的寿命是相当长的，乌龟引起人们关注的就是它有非常多的胶原形成的结构：它的乌龟壳。包括甲鱼，它们壳的边缘有一个“裙边”，这个“裙边”以大量的胶原纤维为主，沉积了一些钙盐，最后就变成了一个乌龟壳，所以，它的寿命也是相当长的，因为它控制了细胞的分裂，不让它分裂得太快，这样就延长了生命周期，降低了代谢速率。

还有一些物种，它的代谢很高，但是它的支持与储备系统——筋膜也是非常发达的。比如鸟类，它有很好的淋巴系统，可以很快地把机体的代谢物质清理掉，这套清理结构包括淋巴管、淋巴结和毛细淋巴管。实际上它和免疫系统是共用的，既有清洗作用又有免疫功能。像有些鸟类可以吃腐肉，可以吃一些对人类来说是有毒的物质，但是对它来说无所谓，可以作为它的营养消化、吸收掉。最典型的就是**秃鹫**（图 7-6），秃鹫有强大的免疫系统，甚至当它死了以后，它自身免疫细胞的崩解释放出来的各种酶类就会把自己溶解掉。

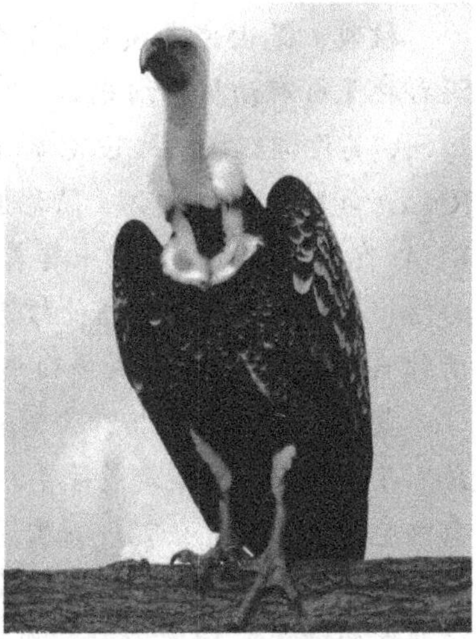

图 7-6 秃鹫

另外一个比较奇特的哺乳类动物寿命也是非常长，也是有这种强免疫系统的特质，它就是獾类，比如**蜜獾**（图 7-7）、狼獾，它的优势在于有强大的储备系统，它的储备系统是以褐色脂肪组织和纤维成分所构成。脂肪组织分有两种，一种是激活类的脂肪组织，也叫褐色脂肪组织，它的活性非常高，储备干细胞的功能非常强，它可以把很多对自己不利的损伤迅速消灭掉，所以它可以对付一些毒汁、外伤和自身的微损伤，它是有强大的修复功能，所以说，獾类也是筋膜对物种寿命影响的代表，将来有很大的研究空间。

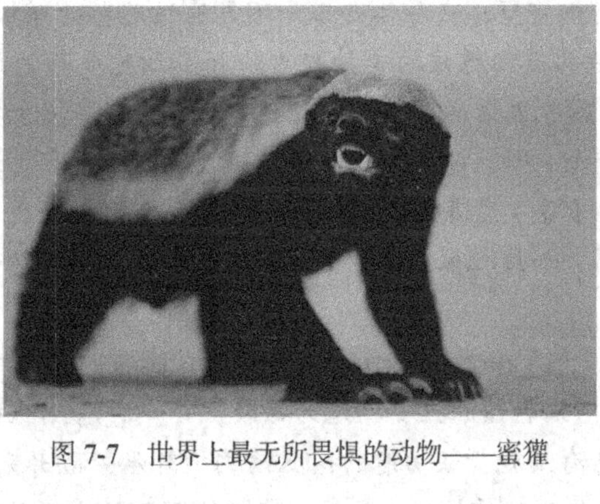

图 7-7 世界上最无所畏惧的动物——蜜獾

*注 释

糖类 是自然界中广泛分布的一类重要的有机化合物。日常食用的蔗糖、粮食中的淀粉、植物体中的纤维素、人体血液中的葡萄糖等均属糖类。糖类在生命活动过程中起着重要的作用，是一切生命体维持生命活动所需能量的主要来源。植物中最重要的糖是淀粉和纤维素，动物细胞中最重要的多糖是糖原。

氨基酸 是含有氨基和羧基的一类有机化合物的统称，生物功能大分子蛋白质的基本组成单位。氨基酸能在植物或动物组织中合成，可由蛋白质水解得到，在组织的代谢、生长、维护和修复过程中起重要作用。氨基酸广义上是指含有一个碱性氨基又含有一个酸性羧基的有机化合物，但一般的氨基酸，则是指构成蛋白质的结构单位。氨基酸是构成“生命大厦”的“基石”之一。蛋白质是生物体内重要的活性分子，包括催化新陈代谢的酶。作为重要营养素，氨基酸可从食物中获取，主要来源有：牛奶、肉类、蛋类、豆制品（前3种能提供最优质的蛋白质），对于可正常进食的人来说，氨基酸类营养素可从食物中获取，无须通过其他辅助手段补充。

核酸 是由许多核苷酸聚合成的生物大分子化合物，为生命的最基本物质之一。核酸广泛存在于所有动植物细胞、微生物体内，生物体内的核酸常与蛋白质结合形成核蛋白。不同的核酸，其化学组成、核苷酸排列顺序等不同。根据化学组成不同，核酸可分为核糖核酸（简称RNA）和脱氧核糖核酸（简称DNA）。DNA是储存、复制和传递遗传信息的主要物质基础。RNA在蛋白质合成过程中起着重要作用——其中转运核糖核酸，简称tRNA，起着携带和转移活化氨基酸的作用；信使核糖核酸，简称mRNA，是合成蛋白质的模板；核糖体核糖核酸，简称rRNA，是细胞合成蛋白质的主要场所。

蓝藻 是原核生物，又叫蓝绿藻或蓝细菌；大多数蓝藻的细胞壁外面有胶质衣，又叫黏藻。在藻类中，蓝藻是最简单、最原始的单细胞生物，如微囊藻、念珠藻、鱼腥藻等。蓝藻没有细胞核，细胞中央有核物质，通常呈颗粒状或网状，光合色素均匀地分布在细胞质中。核物质没有核膜和核仁，具有核的功能，故称为原核（或拟核）。蓝藻中有环状DNA质粒，担当运载体的作用。

原核生物（prokaryotes） 是由原核细胞组成的生物，包括蓝细菌、细菌、古细菌、放线菌、立克次氏体、螺旋体、支原体和衣原体等。原核生物拥有细胞的基本构造并含有细胞质、细胞壁、细胞膜及鞭毛。细胞壁不包括所有的原核生物，原核生物有一个例外：原核生物中，除了支原体，其余的都有细胞壁；支原体是唯一不具有细胞壁的原核生物。

真核生物 是其细胞具有细胞核的单细胞生物和多细胞生物的总称，它包括所有动物、植物、真菌和其他具有由膜包裹着的复杂亚细胞结构的生物。真核生物与原核生物的根本区别是前者的细胞内含有细胞核，因此以真核来命名这一类细胞。所有的真核生物都是由一个类似于细胞核的细胞（胚、孢子等）发育出来，包括除病毒和原核生物之外的所有生物。许多真核细胞中还含有其他细胞器，如线粒体、叶绿体、高尔基体等。与古核生物、原核生物并列构成现今生物三大进化谱系。

细胞核（nucleus） 是存在于真核细胞中的封闭式膜状胞器，内部含有细胞中大多数的遗传物质，也就是DNA。细胞核的主要构造为核膜，是一种将细胞核完全包覆的双层膜，可使膜内物质与细胞质及具有细胞骨架功能的网状结构核纤层分隔开来。由于多数分子无法直接穿透核膜，因此需要核孔作为物质的进出通道。这些孔洞可让小分子与离子自由通透，而如蛋白质般较大的分子，则需要携带蛋白的帮助才能通过。核运输是细胞中最重要的功能，基因表现与染色体的保存，皆有赖于核孔上所进行的输送作用。

单细胞生物 只由单个细胞组成，而且经常会聚集成为细胞集落。地球上最早的生物大约在距今41亿年前至35亿年前形成，原核生物是最原始的生物，如细菌和蓝绿藻是在温暖的水中发生。单细胞生物包括所有古细菌、真细菌和很多原生生物。根据旧的分类法有很多动物、植物和真菌是单细胞生物。

多细胞生物　是指由多个分化的细胞组成的生物体，但其生命开始于一个细胞——受精卵，经过细胞分裂和分化，最后发育成成熟个体；其分化的细胞各有不同的、专门的功能。在许多分化细胞的密切配合下，生物体能完成一系列复杂的生命活动，如免疫等。大多数可以使用肉眼看到的生物是多细胞生物，所有植物界和除黏体门外所有动物界的生物是多细胞生物。多细胞生物的组织分多个层次：细胞组织、器官系统、个体（生物体）。

无性繁殖　是指不经生殖细胞结合的受精过程，由母体的一部分直接产生子代的繁殖方法。在林业上常用树木营养器官的一部分和花芽、花药、雌配子体等材料进行无性繁殖。花药、花芽、雌配子体常用组织培养法离体繁殖。生根后的植物与母株法的基因是完全相同的。 用此法繁育的苗木称无性繁殖苗（克隆也属于无性繁殖的一种）。

秃鹫　属隼形目，鹰科，是一类以食腐肉为生的大型猛禽，体长约1.2米，体羽主要呈黑褐色，飞羽和尾部黑色更深，领部羽毛淡褐接近白色。秃鹫头部绒羽最显著的特征是颈后羽毛稀少或者没有羽毛。一般以死尸（腐肉）为食，很少袭击健康的动物；偶尔也会捕食生病或受伤的动物。

蜜獾（mellivora capensis）　是鼬科蜜獾属下唯一一种动物，分布于非洲、西亚及南亚。它们以“世界上最无所畏惧的动物”被收录在吉尼斯世界纪录大全中数年之久。蜜獾浅居在各种类型地带，包括雨林、开阔的草原和水边，一般在黄昏和夜晚活动，常单独或成对出来，白天在蜜獾地洞中休息。蜜獾可称为杂食性动物，各种食物都吃，包括小型哺乳动物、鸟、爬虫、蚂蚁、腐肉、野果、浆果、坚果等，甚至也吃眼镜蛇和蒙巴蛇一类的毒蛇

第二节　生物从二维到三维进化模式

上一节分析了在生物进化的过程中筋膜与寿命之间的关系，根据这个思路，研究人员发现在科学研究中还有许多问题亟待解决。

现代医学对**干细胞**的研究已经进行了十几年，这个研究热度越来越高，刚开始在实验室研究，后来直接进入到临床。似乎干细胞是万能的，所以把干细胞叫作万能细胞，而且应用十分广泛，如器官衰竭就可以使用干细胞疗法。干细胞疗法副作用相当大，可以作为一种研究进行，但是进入临床的风险就相当大。另外，在组织工程的研究中，我国耗费了十几年，投入几十亿的资金，但最终在基础研究和应用研究上都没有取得显著的进展，离人造器官的研究目标还有很大差距。从筋膜学的角度来分析，干细胞在实验室经过分离分化再提取，实际上都已经分裂很多代了，从细胞学上讲，是个老化的细胞，如果把这种细胞注入到人体，或者注入到某个器官的附近，它的修复作用是相当有限的。

第一，环境变了，它没有实验室条件好。

第二，它已经老化了，所以产生的效果就非常差。另外，还有一个因素就是这些干细胞已经发生了基因突变、老化，或者分化出来的细胞，不能够保持它应有的作用。

第三个，如今**试管婴儿**技术已经进入到第三代，普及率也较高，甚至有些地方把医院能否做试管婴儿作为衡量医院水平的标准。现在分析一下，人类的有性生殖过程，就是优中选优

的过程，是科研最终的目的。人体的生殖系统和生殖过程，以及胚胎过程发育过程，都是把最佳的、最强大的基因留给下一代。人工助孕技术只是从精液里面提取那么几个，甚至一个精子，怎么证明这个精子就有最佳的基因、最完整的基因、最优势的基因、最强大的基因？因为它没有经过生殖管道这个万里长征的淘汰，我们不能评价它。现在可以肯定地说，没有经过淘汰，人工选出来的生殖细胞，将来后患无穷。包括现在所谓的睾丸取精技术，这个精子不是通过体外排精取到的，而是从睾丸直接把那些刚产生的精子细胞拿来受孕了，这样的细胞更值得怀疑，它更没有经过这么一个长过程的一个淘汰，没有选择性的助孕生殖的各种技术中，对后代的影响值得怀疑。

第四，要加强对巨噬细胞的研究，不管干细胞还是成纤维细胞，作为储备细胞都是能促进细胞再生和修复的。但是如何才能调动巨噬细胞的功能，把人体的老化、死亡的组织和细胞清除出去，还机体一个清洁的内环境，让人体更加健康。对衰老、老化细胞的清除，将来有很大的研究空间，会为医学解决一些疑难杂症提供很多帮助。

*注　释

干细胞（stem cell） 是原始且未特化的细胞，它未充分分化、具有再生各种组织器官的潜在功能。干细胞存在于所有多细胞组织里，能经由有丝分裂与分化来分裂成多种的特化细胞，而且可以利用自我更新提供更多干细胞。对哺乳动物来说，干细胞分为两大类：胚胎干细胞与成体干细胞，胚胎干细胞取自囊胚里的内细胞团；而成体干细胞则来自各式各样的组织。

1. 按功能分类

（1）全能干细胞：由卵子和精子的融合产生受精卵。而受精卵在形成胚胎过程中八细胞期之前任一细胞皆是全能干细胞，具有发展成独立个体的能力。也就是说能发展成一个个体的细胞就称为全能干细胞。具有形成完整个体的分化潜能，如胚胎干细胞，受精卵就是最高层次的胚胎干细胞。

（2）多功能干细胞：一种或多种组织的起源细胞，它能分化出多种类型细胞，是全能干细胞的后裔，但不可能分化出足以构成完整个体的所有细胞。具有分化出多种细胞组织的潜能，如造血干细胞、神经细胞。

（3）多潜能干细胞：只能分化成特定组织或器官等特定族群的细胞。

（4）专一性干细胞：只能产生一种细胞类型；但是，具有自更新属性，将其与非干细胞区分开。只能向一种或两种密切相关的细胞类型分化，如上皮组织基底层的干细胞，肌肉中的成肌细胞。

2. 按发育过程出现先后和分布分类

（1）胚胎干细胞（embryonic stem cell） 在胚胎发育早期的囊胚中，可发育为不同的细胞，是所有细胞最初期的形态。胚胎干细胞是一种高度未分化细胞：它具有发育的全能性，能分化出成体动物的所有组织和器官，包括生殖细胞；研究和利用胚胎干细胞是生物工程领域的核心问题之一；在未来几年，胚胎干细胞移植和其他先进生物技术的联合应用很可能在移植医学领域引发革命性进步。

（2）成体干细胞（adult stem cell） 亦称成人干细胞，医学上常用的大致包括骨髓干细胞、脐带血干细胞及周边血干细胞。它们存在成体特定的组织中，具有由干原细胞形成先驱细胞，分化成具特定功能细胞的能力。例如，骨髓干细胞、造血干细胞、神经干细胞。

在各种干细胞的临床治疗效果上，造血干细胞治疗血液病技术已非常成熟。除了这项技术之外，其他干细胞技术尚处于临床试验阶段。但不少医疗机构打着“研究”的旗号，将干细胞治疗吹得“神乎其神”，向患者推广，谋取利润。而很多患者相信了医院及媒体的宣传，付出了昂贵的医疗费但效果甚微。同时，随着利益链的延长，干细胞的重要来源——脐带血的采集和存储也出现了非法渠道。这些问题都在社会中产生了巨大的争论，在中国，干细胞是属于药物还是属于一种医疗技术还没有界定，只是通过临床试验来确定是否对有些疾病有效，还没有批准用于临床治疗的推广。根据国家卫生部于2009年3月颁布实施的《医疗技术临床应用管理办法》，干细胞技术被归入“第三类医疗技术”，并明确要求，若用于临床治疗，须经卫生部审批。直至2016年10月，国家卫计委及食药监总局才联合批准了30家医疗机构的干细胞临床研究备案，可见其欲进入临床应用，还有很长一段路要走。

试管婴儿　即“体外受精和胚胎移植”（IVF-ET）。体外受精是一种特殊的技术，是把卵子和精子都拿到体外来，让它们在体外人工控制的环境中完成受精过程，然后把早期胚胎移植到女性的子宫中，在子宫中孕育成为胎儿。利用体外受精技术产生的婴儿称为试管婴儿，这些子体也是在母体的子宫内长成的。可以说，“试管婴儿技术”等同于“体外受精”。

第三节　筋膜在人体的作用

上文讲解了人体筋膜的发育与寿命之间的关系，下面介绍几个特殊的群体，看一看筋膜和寿命之间有什么密切的联系。第一是运动员，大家知道运动员经常进行高强度的训练，当过度训练时就有可能会出现突然的死亡（猝死），这种突然的死亡主要出现在一些高强度的运动中，比如长跑、排球、篮球等。这样的猝死很难抢救过来。就像一支蜡烛，如果我们过度给它供氧，这样会让蜡烛变得非常亮，但是这个蜡烛亮到一定程度的时候，供氧过多就突然熄灭，恢复正常供氧也不会复燃，猝死就是类似这样的过程。

另外，在白领群体中也出现了**过劳死**，平常的工作虽然没有体力劳动，但是因为体力劳动和脑力劳动不协调。人体在体力活动中会调动全身的筋膜，让筋膜进行部分的活化，活化了的干细胞供应到全身，这对全身的细胞有非常重要的支持作用。但是如果一个人长期伏案工作，进行高强度脑力劳动的时候，这一部分筋膜被动员得非常少，但是消耗又比较多。这样的情况也会出现突然的死亡。如果了解筋膜学的养生原理，这两种情况可以很好避免。

另外，在老年人退休以后也要经常锻炼身体，保持身体健康，这样也会让儿女更放心。但是老年人不能追求高强度的运动，高强度运动对老年人来说是非常致命的。如果运动不适当，经过一段时间可能会损害自己的身体健康，例如，**心肌梗死**、中风，甚至会产生诱发癌症的风险。所以说锻炼对老年人来说，也要适可而止。锻炼完要舒服，才是最终目的，不要追求有多大的强度，不要不断地增加强度、难度，这样一种力不从心的锻炼对人体是绝对有害的。

对于青少年来说，在学习和进行一些体育活动的时候，一定要记住不要带病训练，不要觉得自己年轻，有病了无所谓，发点热无所谓，还要进行一些高强度的训练。实际上这种情况是极其有害的，当生病的时候，身体正需要各种活性细胞去战胜疾病，去修复身体，但你把它用到训练上，病情就会加重，而且对人体会造成一些永久性的损伤。青少年要注意，千万不要认为发热了，去跑几圈就好了，出出汗就好了，这种应对感冒发热是很不科学的方法，一定要尽量避免。

对于成年人和部分的青少年来说，性生活适度也非常关键。对刚进入青春期的青少年来说的，他们的自我约束能力比较低，会因为性生活或者手淫过度，给机体带来一些永久性的伤害。对成年人也是一样，如果是过度的性生活，对人体是非常有害的，它造成的伤害是器质性的，是不可逆的。所以无论是青少年还是成年人，有一些已经存在性生活过量，纵欲所造成的体征了，如果不改变不良的生活习惯，进行适当的治疗，对他的损伤也可以说是致命的。

*注　释

过劳死　是指在非生理的劳动过程中，劳动者的正常工作规律和生活规律遭到破坏，体内疲劳蓄积并向过劳状态转移，使血压升高、动脉硬化加剧，进而出现致命的状态。

心肌梗死（myocardial infarction，MI）　是指急性、持续性缺血、缺氧（冠状动脉功能不全）所引起的心肌坏死，临床上多有剧烈而持久的胸骨后疼痛，休息及含服硝酸酯类药物不能完全缓解，伴白细胞增高、发热、血沉加快，血清心肌酶活性增高及进行性心电图变化，可并发心律失常、休克或心力衰竭。

思　考　题

1. 你知道有哪些增强人体免疫力的方法，为什么？
2. 利用网络工具搜索一下，人工受孕会有哪些副作用呢？
3. 说说人体哪些部分属于筋膜？

第八章　筋膜学解读中医药

第一节　筋膜学与阴阳五行、经络腧穴

大家通过筋膜学对人体结构的认识，可以将人体理解为由功能系统和支持与储备系统两部分构成。功能系统通过各种功能细胞构成了各个系统的功能器官，完成并维持机体的各类活动，支持与储备系统为这些功能系统提供支持，并为这些细胞的更新修复提供细胞储备源。同时，对这些细胞的功能活动进行调控，如果将这两大系统比作“土地与植物”，那么西医与中医在对人体的生命活动进行干预，可以说是各有侧重。西医侧重于不同细胞的更新修复和代谢异常所导致的形态与结构障碍，针对病变的部位、病因或病原来治疗，治疗干预方法多采用外科切除或清除病原，也就是说常用的化学治疗和对症处理（图 8-1）。

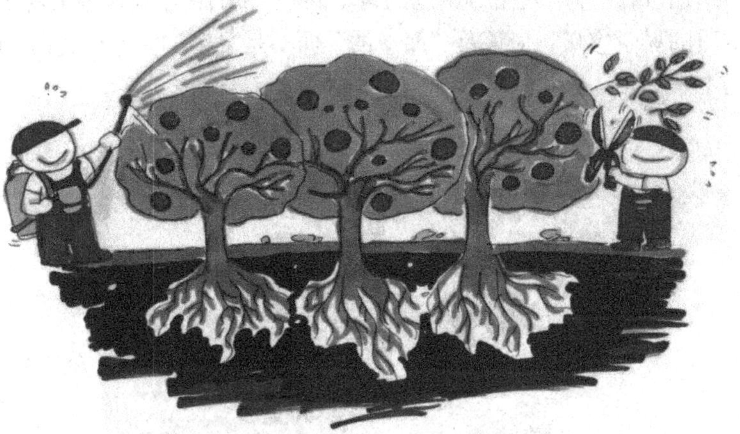

图 8-1　西医的作用机制像工人给树木修剪树枝、喷洒农药

中医则侧重于对支持与储备系统的功能进行干预，改善机体的内部环境，也就是改善“土地”（图 8-2），加强自己储备系统与增强机体的自身修复和更新能力，依靠自身的力量对病变部位进行自我修复，常用的干预方法主要是各类中医外治疗法和中药汤剂。阴阳学说是中医的重要理论基础，古人运用阴阳变化规律来解释人体生命活动，并指导临床实践。筋膜学两系统理论将其与现代医学联系起来，认为阴即是由未分化的筋膜结缔组织支架所构成的支持与储备系统，阳即是由功能细胞构成的功能系统。通过两系统理论与阴阳学说的相关性，可以找到阴阳学说能够指导疾病治疗的现代生物医学依据。

通过各种方法对筋膜结缔组织刺激，如推拿、针灸、**刮痧**（图 8-3）、药物和体育锻炼等，来调节机体支持与储备系统和功能系统的平衡，也就是说通过调节人体阴阳的平衡，借以达到保健养生和治疗疾病的目的。《周易·系辞》里有句话：“一阴一阳之谓道”。这句话作为概况筋膜学研究的指导思想最为恰当，以往对中医的研究虽然也取得了一些成果，如经络的神经学说、血管微循环学说、体液学说、韩国的凤汉小体、原生小管等。但是，这些研究根本就没有一阴

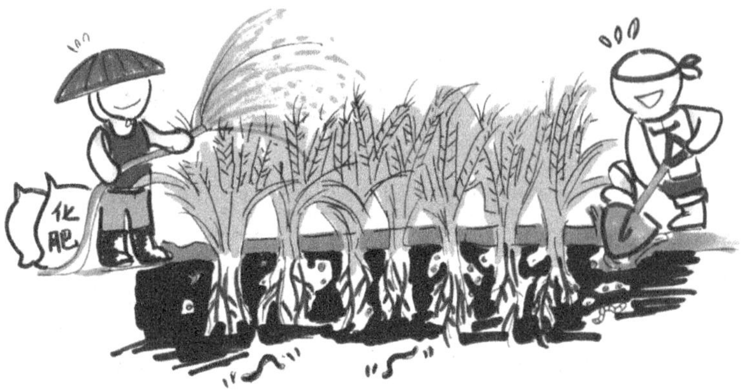

图 8-2 中医的作用机制就像农民给土地松土和施肥

一阳的痕迹，而筋膜学是基于人体结构的两系统理论，是有发育生物学和生物进化论这两门现代基础学科支撑的。因此，可以认为是对中医本质的认识、对经络本质的认识，用筋膜学说可以解决中医何为阴阳五行、经络穴位等关键的科学问题。大的科学突破就要将复杂问题简单化，真正接近科学本质的科学突破，应该是“简单的”而不是复杂的，大道至简，越是简单，其实就越接近科学的本来面目。

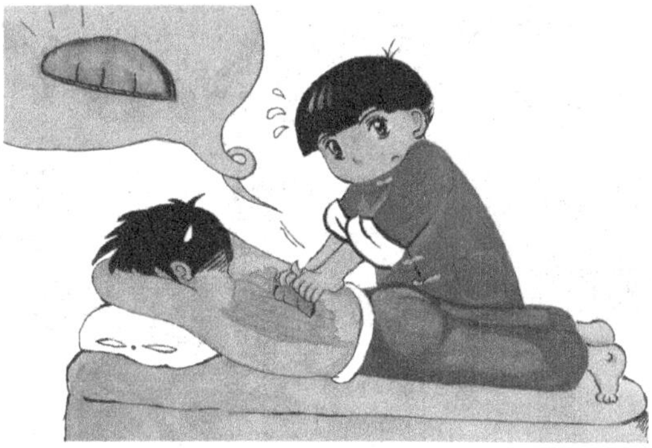

图 8-3 刮痧

很多现代科学研究中的重大突破都具备这一现象，比如 DNA 是双螺旋结构，**染色体**都是由两倍体构成，人体存在的**抗原**、**抗体**，男人、女人，而且各个生物物种之间也有雌性和雄性之分，计算机的核心代码是 0 和 1，电子有正极、负极两级……，所以这个“2”的概念，已经扩展到了人类社会的各个层面。

阴阳五行是中国的先哲们提出的，对宇宙世界最基本的哲学思想，一切都来自于阴阳。为了更好地认识他们，我们祖先又将其进行分类，归纳为自然界中最常见的五大类，也就是金、木、水、火、土，然后将这五大类之间的相互关系进行归纳总结，形成相生相克的循环模式。它所表达和概括的范围，包括了宇宙各个层面的内容，尤其是世界上最复杂的存在形式，在生命领域的应用最为广泛，这也提示了研究者对生命、对人体这个复杂的巨系统，进行简单归纳是一种非常有效的手段。在对人体结构和运行规律的研究当中，用阴阳五行的思想去理解人体两系统理论和两系统的相互作用，就会恍然大悟，茅塞顿开。

经络学说是整个中医理论的基础与核心，用现代生物学的角度揭示经络实质是中医理论科学化的关键。研究认为，人体全身的筋膜结缔组织支架是经络的物质基础，也就是解剖学基础，其中“穴位”是富含能产生较强生物信息的神经感受器和活性细胞的结缔组织聚集处，“经脉”则为“穴位”间具有解剖学结构相连，或神经传入结构的筋膜结构。由于筋膜遍布人体的各个部分，所以，古代医书所记载的穴位与非穴位之间的区别，其实只有产生生物信息量的差异，而没有本质的区别，中医治疗中常用的**阿是穴**，就是这个道理。

*注 释

刮痧 是以中医经络腧穴理论为指导，通过特制的刮痧器具和相应的手法，蘸取一定的介质，在体表进行反复刮动、摩擦，使皮肤局部出现红色粟粒状，或暗红色出血点等“出痧”变化，从而达到活血透痧的作用。因其简、便、廉、效的特点，临床应用广泛，适合医疗及家庭保健。还可配合针灸、拔罐、刺络放血等疗法使用，加强活血化瘀、驱邪排毒的效果，刮痧具有调气行血、活血化瘀、舒筋通络、驱邪排毒等功效，已广泛应用于内、外、妇、儿科的多种病症及美容、保健领域。尤其适宜于疼痛性疾病、骨关节退行性疾病如颈椎病、肩周炎的康复；对于感冒发热、咳嗽等呼吸系统病证可配合拔罐应用；对于痤疮、黄褐斑等损容性疾病可配合针灸、刺络放血等疗法；还适用于亚健康、慢性疲劳综合征等的防治。

染色体 是细胞核中载有遗传信息（基因）的物质，在显微镜下呈丝状或棒状，由核酸和蛋白质组成，在细胞发生有丝分裂时期容易被碱性染料着色，因此而得名。在无性繁殖物种中，生物体内所有细胞的染色体数目都一样。而在有性繁殖物种中，生物体的体细胞染色体成对分布，称为二倍体。性细胞如精子、卵子等是单倍体，染色体数目只是体细胞的一半。哺乳动物雄性个体细胞的性染色体对为XY；雌性则为XX。

抗原（antigen） 缩写以Ag表示，凡诱发免疫反应的物质皆可称为抗原。外来分子可经过B细胞上免疫球蛋白的辨识或经抗原呈现细胞的处理并与MHC结合成复合物再活化T细胞，引发连续的免疫反应。抗原的基本特性有两种，一是诱导免疫应答的能力，也就是免疫原性，二是与免疫应答的产物发生反应，也就是抗原性。

抗体（antibody） 又称免疫球蛋白（immunoglobulin，简称Ig），是一种由B细胞分泌，被免疫系统用来鉴别与中和外来物质如细菌、病毒等的大型Y形蛋白质，仅被发现存在于脊椎动物的血液等体液中及其B细胞的细胞膜表面。

阿是穴 又名不定穴、天应穴、压痛点。这类穴位一般都随病而定，多位于病变的附近，也可在与其距离较远的部位，没有固定的位置和名称。它的取穴方法就是以痛为腧，即人们常说的“有痛便是穴”。中医临床上根据按压病人有酸、麻、胀、痛、重等感觉和皮肤变化而予以临时认定。

第二节 中药作用机制的筋膜学阐释

中药学也是中医的重要内容。品类繁多的中药是在中医基础理论的指导下，逐渐发展起来的应用理论，如对中药药性，既有功效理论，还有配伍理论、归经理论等。中药还有君、臣、佐、使之分，较为系统化。近年来，随着天然小分子（凡分子量小于500的分子称为小分子）、中药化学、**分子生物学**等方法的引入使中药现代化的研究日新月异。

筋膜学可为中药作用机制开辟崭新的研究思路。研究认为，人体筋膜支架是中药作用的“广义靶点”。中药成分极为复杂，单味中药就是一个化学的分子库，复方的是单味中药按照一定的组方原则，组织起来的多个化学分子库，作用对象是一个具有不同结构层次，由多因素系统组成的极其复杂的有机体。中医药治疗疾病的优势在于调整机体的功能状态，即整合调整作用。中药对机体功能状态的调节过程，涉及分子、细胞、组织、器官等多个层面。现在已有大量实验表明，中药对机体功能状态的调整是直接或间接地通过影响、调节人体血管组织、机体的**微循环、细胞因子、神经内分泌**等，以抗衰老，改善内环境，抑制变异细胞转移等功能而实现临床疗效。

研究认为，一方面中药分子进入血液、体液中，产生化学变化，筋膜结缔组织中感觉神经感受化学刺激，从而使微循环发生改变，改善了机体内环境的变化，进而发挥了主要作用；另一方面，中药分子使一些细胞形态和功能、生理方面发生改变，引起筋膜结缔组织无菌性炎性改变，导致免疫识别细胞及巨噬细胞等发生作用，激活人体的细胞免疫和体液免疫；此外，一些中药还可以诱生血液中多种细胞因子，有些中药甚至能够同时诱导几种细胞因子的产生，这些因子可能影响筋膜结缔组织中毛细血管神经末梢，而改善血管通透性，从而改善人体的血液供应。

例如，活血化瘀是中医对很多疾病的治疗手段，其基本点就是改善人体的内环境，使疾病通过自身的调节得到治愈。从筋膜学的角度认识中医的汤剂，就相当于给土地进行灌溉和施肥，改善机体的内部环境，基于中医组方的复杂和每个医生的习惯不同，组方的成分和剂量各有千秋，但也有其共性。

（1）改善组织器官的营养状态。通过对机体微循环的改善，为组织带来更多的氧和营养物质，改善内部环境。

（2）清除体内的有害物质。中药中“解表”、“泄下”、“清热”等药物，重点在于排除机体内的有害物质，加速其新陈代谢。

（3）补充机体缺乏的成分。如滋阴疗法，是补充结缔组织间质中的有形成分，如胶原蛋白、透明质酸、硫酸软骨素、类胶原成分等，如中药方剂中的**阿胶**、鹿角胶、龟板胶等中药的成分均是如此。

（4）改善基底膜的通透性。如中医的“补气”，常用的人参、党参、黄芪等，具有类皮质激素效应，针对屏障结缔组织与支持功能细胞之间的基底膜，对其通透性有促进作用，有利于结缔组织中干细胞向定向干细胞的迁移和分化。

综合来说，中药的优势可表现为以下几个方面。首先，改善内部环境和成分，营造机体自我修复的有利条件。一旦治愈，不易复发，这就是中医所谓的治本；其次，中医的很多方剂是对全身的作用，如上文说到的活血化瘀、补气等，所以中药也有同病异治、异病同治之说。但是中医也有缺点，如靶向性不强、作用缓慢等不足。

中、西医如能通过筋膜学进行很好的结合，取长补短，必定能够在临床上取得更好的疗效。实际上，由于中医的作用靶点是遍布全身的结缔组织筋膜支架，正是在西医中没有深入系统研究的部分，临床上有许多的疑难病症，西医也认为与结缔组织有关，如称为结缔组织病或免疫性疾病或自身免疫性疾病等。而中医对这些疾病的认识往往不同，治疗往往会出现意想不到的效果。但是，中医门派众多，对这些病例，各有各的治法，对其机制研究不明，又没有进行严格的**统计学**分析，所以很难进行推广和普及。但是我们有理由相信，筋膜学会给未来的中药研究提供更广阔的空间。

*注　释

中药学（chinese Pharmacy）　是研究中药的基本理论和临床应用的学科，是中医药各专业的基础学科之一。内容包括中药、中药学的概念，中药的起源和发展；中药的产地与采集，药材的概念，以及在保证药效的前提下，如何发展道地药材；中药炮制的概念、目的与方法；中药药性的概念、中药治病的机制，中药配伍的目的、原则及药物“七情”的概念、中药配合应用规律；用药禁忌的概念及主要内容；用药剂量与用法，剂量与疗效的关系，确定剂量的依据及中药煎服法等内容。

分子生物学　是在分子水平上研究生命现象的科学。通过研究生物大分子（核酸、蛋白质）的结构、功能和生物合成等方面来阐明各种生命现象的本质。研究内容包括各种生命过程，比如光合作用、发育的分子机制、神经活动的机理、癌的发生等。

细胞因子（cytokine）　是指主要由免疫细胞分泌的、能调节细胞功能的小分子多肽。在免疫应答过程中，细胞因子对于细胞间相互作用、细胞的生长和分化有重要调节作用。由于基因工程、细胞工程研究的飞速发展，不仅克隆了早先发现的生物活性肽的cDNA，而且发现了许多新的细胞因子，并对各种细胞因子产生来源、分子结构和基因、相应的受体、生物学功能以及与临床的关系等进行了大量的研究，成为当今基础免疫学和临床免疫学研究中一个活跃的领域。

微循环是指微动脉和微静脉之间的血液循环，微循环的基本功能是进行血液和组织液之间的物质交换。正常情况下，微循环的血流量与组织器官的代谢水平相适应，保证各组织器官的血液灌流量并调节回心血量。如果微循环发生障碍，将会直接影响各器官的生理功能。

神经内分泌学　是神经学和内分泌学之间的边缘学科，研究神经系统和内分泌系统之间的关系。神经内分泌使神经和内分泌这两个调节系统统一成为体内一种重要的整合因素——神经内分泌系统。下丘脑促垂体区的肽能神经细胞合成9～10种神经激素（释放激素或释放抑制激素），沿神经轴突运送至正中隆起区的神经血管器官处，由此进入垂体门静脉，经血液循环转运至腺垂体，控制着腺垂体激素的合成和分泌。其中某些已从脑组织分离出来并得到鉴定，如脑啡肽、神经降压素、胆囊收缩素、P物质、生长抑素和促甲腺激素释放激素等；而另一些则是用放射免疫分析法或免疫细胞化学方法显示其存在，如在脑组织中存在免疫活性的血管活性肠肽、促胰液素、蛙皮素、胰岛素、胰多肽、胰高血糖素及促肾上腺皮质激素等。

阿胶　为马科动物驴的皮，经煎煮、浓缩制成的固体胶，原产自山东省东阿县，至今已有近三千年历史。阿胶是传统的滋补佳品、补血圣药，味甘平，入肺、肝、肾经，具有补血止血、滋阴润燥等功效，药食两用，长期服用可补血养血、美白养颜、抗衰老、抗疲劳、提高免疫力，适用人群广泛。李时珍著《本草纲目》载：“阿胶《本经》上品。弘景曰：‘出东阿，故名阿胶’”。阿胶是中药材中典型的最讲究“道地性”的药材，道地阿胶必汲取东阿之水，得传承人之奇秘技艺炼制而成。道地阿胶表面平整，无油气孔，质硬而脆，断面光亮细腻，碎片对光照视呈棕色半透明状，李时珍赞其“黄透如琥珀色，光黑如瑿漆”。

统计学　是通过搜索、整理、分析、描述数据等手段，以达到推断所测对象的本质，甚至预测对象未来的一门综合性科学。其中用到了大量的数学及其他学科的专业知识，它的使用范围几乎覆盖了社会科学和自然科学的各个领域。

第三节　中药抗病毒、抗肿瘤、抗衰老机制的筋膜学阐释

板蓝根、金银花、连翘等中药抗**病毒**作用声名遐迩，疗效显著。但它有何机制呢？首先来了解一下什么是病毒？病毒是在生物进化的漫长历程中，长期与人类共存，它的祖先可能远比人类还要古老。现代医学已经对病毒已有很深入的研究和认识，可以从机体中分离出来各种致病的病毒，并且针对其抗原特征，制备出各种疫苗，如**天花**疫苗的广泛应用，已经在世界上消灭了天花；流感疫苗的应用保护了众多易感患者；非特异性免疫球蛋白的使用，可增强易感人群的抗病毒能力。

但是，对一些变异较快的病毒，西医却疗效较差，现在往往是疫苗的制备滞后于病毒的变异，特别是对于一些从动物变异传染到人类的高致病性病毒，人类以往对其一无所知，其威胁要比已知的病毒来得更加凶险。如来自非洲原始森林中的“**埃博拉病毒**”；2003 年，我国曾爆发并引起恐慌的非典，其中的**冠状病毒**等等。我们的祖先创立的中医，是在长期与疾病斗争的过程中逐渐建立起来的，可以说对于病毒性疾病的认识非常超前和完整。在实践中取得了很多有效的治疗方法。在历史上，中医最先使用特异性接种的方法来预防给人类造成惨烈伤害的天花。

中国早在明朝就用接种“人痘”的方法进行预防接种，并在民间形成了习惯。其后被英国人借鉴，研究出“**牛痘**”接种预防，才有了后来完全消灭天花的伟大成就。中医对病毒类感染通常称为外感，或者叫温证。前者指一般的病毒感冒，如常见的由 EB 病毒引起的感冒发热。后者是引起广泛流行的高易感性病毒、如冠状病毒、禽流感病毒等。对于普通性感冒病毒，人类其实已经有了充分的免疫力，一般 7 天左右自愈，吃药或不吃药病程时间就是一周。但对于变异的高易感性感冒病毒，人群中完全没有免疫性，极易造成大范围流行和爆发，而且这种病毒所引起的临床症状和病理过程也鲜为人知，所以处理起来极为棘手。我国非典流行期间，造成的损失和近年禽流感带来的社会恐慌就是典型案例。中医对于病毒性疾病的认识有独到之处，**张仲景**先生所著的**《伤寒杂病论》**就是其中的杰出代表。

从筋膜学的角度可以推测中药抗肿瘤机制。癌症是正常细胞受到各种致癌因素的影响，导致其基因突变，使癌细胞分裂失控所致。其实每个正常的人每天都会接触到空气污染、电磁辐射、饮食不安全等诸多的致癌因素。据统计，每个人每天都有 3000 个左右的细胞会发生癌变，但由于人体自身强大的免疫系统恪尽职守，所以一般不会发病。但为什么有人容易患癌，有人不患癌呢？记住，如果你情绪低落、免疫机制低下的时候，你自身的免疫细胞，**T 细胞、B 细胞**等淋巴细胞，还有 **NK 细胞**功能降低，肿瘤随之就会发生了，因为没有免疫细胞消灭变异的癌细胞了，所以肿瘤细胞就会不断分裂增殖，不断增大，慢慢就会形成一个肿块，也就是临床上常说的占位，这就是肿瘤，最终它会不断消耗体内的资源，最后衰竭死亡，临床上叫作**恶液质**，就是极度消瘦，极度衰竭。

现代研究证明，中药白芨提取物可以通过抑制肿瘤血管内皮生长因子，与相应受体结合而发生抗肿瘤血管生成作用；不同浓度的苦参碱，对血管内皮细胞的增殖，有不同程度的抑制作用；人参皂苷 Rg3，可抑制肿瘤血管生成和转移，等等。因此，结合筋膜学来看中药抗肿瘤作用机制，相当于抑制癌细胞不正常的分化和干细胞的产生，阻断了筋膜内的未分化干细胞，穿过基底膜向癌变定向干细胞转化，加强了细胞基底膜的稳定性。

中药抗衰老的作用机制之一，就是减少**细胞凋亡**。研究发现，中药中的益气药和活血药

都能够减少衰老大鼠肝脏组织细胞的凋亡。这表明，益气类药物和活血类药物均能够促进衰老大鼠肝脏组织的细胞增殖，抑制自然衰老大鼠肝细胞凋亡。对此，从支持与储备系统和功能系统的关系来分析，人体的衰老过程是一个筋膜中干细胞储备逐渐耗竭的过程。因此，如何保持筋膜的正常状态？为功能系统不断地提供稳定的修复细胞，把这个源泉准备好，并维持向功能细胞的正常分化，是保证人体具有较长生命周期，也就是长寿的关键。筋膜是人体的支持和储备系统，它是覆盖全身的一个软性支架，中药发挥作用必定会和筋膜以及在其上面的功能系统产生直接或间接的影响，筋膜系统作为体内相互沟通的桥梁，将中药作用以传递或者放大的形式，对机体产生整体性的作用，体现了中药的特点和科学性。

*注　　释

病毒（virus）　是由一个核酸分子（DNA 或 RNA）与蛋白质构成的非细胞形态，靠寄生生活的介于生命体及非生命体之间的有机物种，它既不是生物也不是非生物，目前不把它归于五界（原核生物、原生生物、真菌、植物和动物）之中。它是由一个保护性外壳包裹的一段 DNA 或者 RNA，借由感染的机制，这些简单的有机体可以利用宿主的细胞系统进行自我复制，但无法独立生长和复制。病毒可以感染几乎所有具有细胞结构的生命体。第一个已知的病毒是烟草花叶病毒，由马丁乌斯·贝杰林克于 1899 年发现并命名，迄今已有超过 5000 种类型的病毒得到鉴定。研究病毒的科学称为病毒学，是微生物学的一个分支。病毒由两到三个成分组成：病毒都含有遗传物质（RNA 或 DNA，只由蛋白质组成的朊毒体并不属于病毒）；所有的病毒也都有由蛋白质形成的衣壳，用来包裹和保护其中的遗传物质；此外，部分病毒在到达细胞表面时能够形成脂质包膜环绕在外。病毒的形态各异，从简单的螺旋形和正二十面体形到复合型结构。病毒颗粒大约是细菌大小的百分之一。病毒的起源目前尚不清楚，不同的病毒可能起源于不同的机制：部分病毒可能起源于质粒（一种环状的 DNA，可以在细胞内复制并在细胞间进行转移），而其他一些则可能起源于细菌。

埃博拉病毒（Ebola virus）　又译作伊波拉病毒。是一种十分罕见的病毒，1976 年在苏丹南部和刚果（金）（旧称扎伊尔）的埃博拉河地区发现它的存在后，引起医学界的广泛关注和重视，“埃博拉”由此而得名。是一个用来称呼一群属于纤维病毒科埃博拉病毒属下数种病毒的通用术语。是一种能引起人类和灵长类动物产生埃博拉出血热的烈性传染病病毒，有很高的死亡率，在 50%～90%之间，致死原因主要为中风、心肌梗死、低血容量休克或多发性器官衰竭。

冠状病毒　在系统分类上属冠状病毒科（coronaviridae）冠状病毒属（coronavirus）。冠状病毒属的病毒是具外套膜（envelope）的正链单股 RNA 病毒，直径约 80～120nm，其遗传物质是所有 RNA 病毒中最大的，只感染人、鼠、猪、猫、犬、禽类脊椎动物。冠状病毒的一个变种是引起非典型肺炎的病原体，属于 RNA 病毒。冠状病毒最先是 1937 年从鸡身上分离出来，病毒颗粒的直径 60～200nm，平均直径为 100nm，呈球形或椭圆形，具有多形性。病毒有包膜，包膜上存在棘突，整个病毒像日冕，不同的冠状病毒的棘突有明显的差异。在冠状病毒感染细胞内有时可以见到管状的包涵体。冠状病毒在 1965 年已被分离出来，但人们目前对它们的认识相当有限。已知有两种冠状病毒会影响人类，2/3 早产儿的普通感冒与呼吸道感染是由这两种病毒所引起。目前所知，冠状病毒科只感染脊椎动物，与人和动物的许多疾病有关。

天花（small pox）　是由天花病毒感染人引起的一种烈性传染病，痊愈后可获终生免疫。

天花是最古老也是死亡率最高的传染病之一，传染性强，病情重，没有患过天花或没有接种过天花疫苗的人，均能被感染，主要表现为严重的病毒血症，染病后死亡率高。最基本有效而又最简便的预防方法是接种牛痘。天花临床表现有重型和轻型，重型天花病死率约为 25.5%，45% 的病例出现融合性皮疹，79%有出血现象；轻型天花病死率为 0.1%～1.0%。天花病毒是痘病毒的一种，人被感染后无特效药可治，患者在痊愈后脸上会留有凹坑，“天花”由此得名。天花病毒外观呈砖形，约 200nm×300nm，抵抗力较强，能对抗干燥和低温，在痂皮、尘土和被服上，可生存数月至一年半之久。

牛痘（vaccinia） 用以预防天花病毒引起的烈性传染病——天花的一种有效疫苗。是继中国人发明人痘苗 200 年后，由英国医生詹纳（E.Jenner）于 18 世纪末发明的。由牛痘病毒制备而成。牛痘病毒是一种可引起牛产生轻微牛痘病灶的病毒。人若感染该病毒，只会产生轻微不适，并产生抗牛痘病毒的抵抗力。由于牛痘病毒与引起人类天花病的天花病毒具有相同抗原性质，人接种牛痘苗后，也可以同时获得抗天花病毒的免疫力。牛痘苗安全、可靠，接种后不会引起人与人之间的传播，一经问世，很快便在全世界广泛使用。直至今日，种牛痘仍被认为是预防天花的最好方法。牛痘苗的发明，使人类免受天花的灾难。1979 年，世界卫生组织郑重宣布“天花在地球上绝迹”。这是人类用人工免疫对传染病进行预防的最优秀的范例。

张仲景（约公元 150～154 年—约公元 215～219 年） 名机，字仲景，东汉南阳涅阳县（今河南省邓州市穰东镇张寨村）人。东汉末年著名医学家，被后人尊称为“医圣”。张仲景广泛收集医方，写出了传世巨著《伤寒杂病论》。它确立的辨证论治原则，是中医临床的基本原则，是中医的灵魂所在。在方剂学方面，《伤寒杂病论》也做出了巨大贡献，创造了很多剂型，记载了大量有效的方剂。其所确立的六经辨证的治疗原则，受到历代医学家的推崇。这是中国第一部从理论到实践、确立辨证论治法则的医学专著，是中国医学史上影响最大的著作之一，是后学者研习中医必备的经典著作，广泛受到医学生和临床医生的重视。

《伤寒杂病论》 是中国传统医学著作之一，作者是张仲景，至今是中国中医院校开设的主要基础课程之一。2003 年非典期间，该书和张仲景便再次成为人们关注的焦点。《伤寒杂病论》系统地分析了伤寒的原因、症状、发展阶段和处理方法，创造性地确立了对伤寒病的“六经分类”的辨证施治原则，奠定了理、法、方、药的理论基础。

T 淋巴细胞 是在胸腺中分化成熟的淋巴细胞，故称胸腺依赖性淋巴细胞（thymus-dependent lymphocyte），简称 T 细胞。T 细胞是由胸腺内的淋巴干细胞分化而成，是淋巴细胞中数量最多、功能最复杂的一类细胞。T 细胞膜表面分子与 T 细胞的功能相关，也是 T 细胞的表面标志，可以用来分离、鉴定不同亚群的 T 细胞。

B 淋巴细胞 亦可简称 B 细胞。来源于骨髓的多能干细胞。B 淋巴细胞的祖细胞存在于胎肝（胚胎小鼠 14 天或顺产儿 8～9 周）的造血细胞岛中，此后 B 淋巴细胞的产生和分化场所逐渐被骨髓所代替。胰岛 B 细胞是胰岛细胞的一种，属内分泌细胞，能分泌胰岛素，起调节血糖含量的作用，是淋巴干细胞在鸟类法氏囊和哺乳类动物的骨髓中分化成熟而来，成熟的 B 细胞主要定居于淋巴结皮质浅层的淋巴小结和脾脏的红髓和白髓的淋巴小结内。B 细胞在抗原刺激下可分化为浆细胞，合成和分泌免疫球蛋白，主要执行机体的体液免疫。

自然杀伤细胞（natural killer cell，NK） 是机体重要的免疫细胞，不仅与抗肿瘤、抗病毒感染和免疫调节有关，而且在某些情况下参与超敏反应和自身免疫性疾病的发生。

恶液质（cachexia） 意思是“恶劣的状况”。它可见于多种疾病，包括肿瘤、AIDS、严重创伤、手术后、吸收不良及严重的败血症等，其中以肿瘤伴发的恶病质最为常见，称为肿瘤恶病质。它是肿瘤通过各种途径使机体代谢发生改变，使机体不能从外界吸收营养物质，肿瘤从人体固有的脂肪、蛋白质夺取营养构建自身，故机体失去了大量营养物质，特别是必需氨基酸和维生素（由脂肪蛋白质分解而形成）。体内氧化过程减弱，氧化不全产物堆积，营养物质不能被充分利用，造成以浪费型代谢为主的状态，热量不足，进而引起食欲不振，只能进少量饮食或根本不能进食，极度消瘦，形如骷髅，贫血，无力，完全卧床，生活不能自理，极度痛苦，全身衰竭等综合征。医学上指人体显著消瘦、贫血、精神衰颓等全身机能衰竭的现象，多由癌症和其他严重慢性病引起，此症的发生多表明机体处于严重的机能失调状态。

细胞凋亡 是指为维持内环境稳定，由基因控制的细胞自主的有序的死亡。细胞凋亡与细胞坏死不同，细胞凋亡不是一件被动的过程，而是主动过程，它涉及一系列基因的激活、表达以及调控等的作用；它并不是病理条件下，自体损伤的一种现象，而是为更好地适应生存环境而主动争取的一种死亡过程。细胞发生凋亡时，就像树叶或花的自然凋落一样，对于这种生物学观察，借用希腊“Apoptosis”来表示，意思是像树叶或花的自然凋落，故译为细胞凋亡。

思 考 题

1. 你认为“太极”、“阴阳五行”这些中国传统的概念有什么样的意义？
2. 你吃过中药吗？你觉得中药治病的优点和缺点有哪些？
3. 肿瘤导致病人死亡的最主要原因是什么？

第九章　筋膜学与中医外治疗法

第一节　中医外治的分类和方法

中医外治法是通过刺激人体**经络**、**穴位**达到防病治病的目的，是一类医疗技法的总称。除了口服药物外，所有的传统疗法都属于中医外治疗法。比如大家熟悉的刮痧、**拔罐**、针灸、推拿等。中医外治疗法的机制研究，大致可分为两大类，一是从中医传统经典的理论角度开展的一种研究，以经络气血理论作为重点；另一类是从现代医学的角度开展的研究，它的范围非常广泛，几乎涉及现代医学所有的学科，但是这两类研究很难找到一个理论的结合点，因为在两种研究之间有一条难以逾越的理论鸿沟，即经络的实质问题。什么是经络，经络的物质基础是什么？很长时间都没有定论。筋膜学的提出为中医外治机制研究提供了生物学的依据，也为这两类研究提供了一个结合的平台。

中医是经过漫长的临床实践，逐渐发展形成的一种丰富多样的外治疗法。但纵观这些疗法，其发展也十分不平衡。根据理论和实践结合的紧密程度，大致可以将中医外治疗法分为三种情况：

第一种情况是理论与实践结合最为紧密的，其治疗方法和治疗原则均有理论依据，其中以**针灸**作为代表，可称为“紧密型”。

第二种情况是理论与实践相对较为松散型的结合，一般表现就是治疗的原则有依据，但治疗的方法更多的是依赖于经验，它的治疗方法比较系统，比如说各种各样的**推拿**、按摩等，这些可称为“松散型”。

第三种情况是在治法上以纯经验为主，它的技术体系也较为零散。比如在中国西南地区广为流行的“**滚蛋疗法**”：就是把一个鸡蛋加热，煮成一个熟鸡蛋，然后用这个熟鸡蛋在人体所谓的经络穴位上进行滚动来治疗疾病。还有一些比如说刮痧、**拔罐**等，这些在民间非常的流行和普及，这一类可称为“零散型”。

如果说把这三种情况画在一张金字塔图中（图 9-1），那么第三种“零散型”居于塔的底端，数量最为庞大，在民间被广泛应用，而且是简便灵验；第二种“松散型”它居于中间这一层，需要经过一定的学习才能掌握；第一种“紧密型”就属于塔尖了，这类外治技术数量也最少，相当于一种专门的医疗技术，必须通过理论与实践相结合的系统学习才能运用，否则就不能取得预期的效果，并且存在一定风险。所以这类外科治疗技术数量也最少。

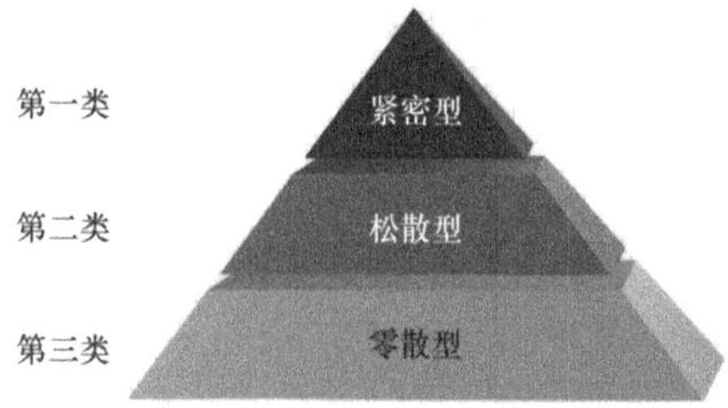

图 9-1　中医外治疗法的三分模式

*注　释

中医外治　是中医药外用技术的总称。其疗效独特、作用迅速、历史悠久，具有简、便、廉、验的特点。包括针灸、按摩、熏洗、针刀、敷贴、膏药、脐疗、足疗、耳穴疗法、物理疗法等百余种方法。治疗范围遍及内、外、妇、儿、骨伤、皮肤、五官、肛肠等科，与内治法相比，具有“殊途同归，异曲同工”之妙，对“不肯服药之人，不能服药之症”，尤其对危重病症，更能显示出其治疗之独特，故有“良工（高明的医生）不废外治”之说。

经络（channel）　中医认为经络是运行气血、联系脏腑和体表及全身各部的通道，是人体功能的调控系统，是经脉和络脉的总称。经络学也是人体针灸和按摩的基础，是中医学的重要组成部分。经络学说是祖国医学基础理论的核心之一，其生理功能主要表现在沟通表理上下，联系脏腑器官；通行气血，濡养脏腑组织；感应传导；调节脏腑器官的机能活动四个方面。但现在对其实质和物质基础众说纷纭，一直未被阐明。

穴位（acupuncture point）　学名腧穴。指人体经络线上特殊的点区部位，中医可以通过针灸或推拿、点按、艾灸刺激相应的经络点治疗疾病。穴位是中国文化和中医学特有的名词，多在神经末梢和血管较多的地方。筋膜学认为穴位的物质基础是遍布全身各处的筋膜，穴位与非穴位之间没有本质的区别，如阿是穴。其实能产生较强生物学信息的人体筋膜结缔组织聚集处即是穴位。

拔罐　是以罐为工具，利用燃火、抽气等方法产生负压，使之吸附于体表，造成局部瘀血，以达到通经活络、行气活血、消肿止痛、祛风散寒等作用的疗法。拔罐与针灸一样，也是一种物理疗法，而且拔火罐是物理疗法中最优秀的疗法之一。拔罐疗法在中国有着悠久的历史，早在成书于西汉时期的帛书《五十二病方》中就有关于“角法”的记载，角法就类似于后世的火罐疗法。

针灸（acupuncture）　是针法和灸法的总称。针法是指在中医理论的指导下把针具（通常指毫针）按照一定的角度刺入患者体内，运用捻转与提插等针刺手法来对人体特定部位进行刺激从而达到治疗疾病的目的。刺入点称为人体腧穴，简称穴位。国家标准穴位共有361个正经穴位。灸法是以预制的灸炷或灸草在体表一定的穴位上烧灼、熏熨，利用热的刺激来预防和治疗疾病。通常以艾草最为常用，故而称为艾灸，另有隔药灸、柳条灸、灯芯灸、桑枝灸等方法。如今人们生活中也经常用到的多是艾条灸。针灸由“针”和“灸”构成，是东方医学的重要组成部分，其内容包括针灸理论、腧穴、针灸技术以及相关器具，在形成、应用和发展的过程中，具有鲜明的汉民族文化与地域特征，是基于汉民族文化和科学传统产生的宝贵遗产。2006年，经中国中医科学院申报针灸被国务院列入第一批国家级非物质文化遗产名录。

推拿　又称“按摩”。指运用手、指的技巧，在人体皮肤、筋膜、肌肉组织上连续动作来治病，称为按摩疗法。是以中医的脏腑、经络学说为理论基础，用手法作用于人体体表的特定部位以调节机体生理、病理状况，达到理疗目的的方法，从性质上来说，它是一种物理的治疗方法。从推拿的治疗上，可分为保健推拿、运动推拿和医疗推拿。以疏通经络、调和气血、提高机体免疫能力为主要目的。

滚蛋疗法　在我国土家族民间盛行的一种家喻户晓的治疗方法，对一般伤风感冒、咳嗽、头痛、肌肉酸痛，甚至痢疾、寒腿、风寒湿痹有很好的疗效，而且患者感到十分舒服。该方法分热滚法和冷滚法。热滚法就是利用煮熟而热烫的鸡蛋，在患者头部及全身患处反复滚转，进行治疗。所用鸡蛋需要预先处理，即配以具有一定刺激性或驱风散寒的药物（如葱、姜、艾等），共同煎煮。热滚完后，还可利用剥出的蛋白与共同煎煮的药渣，用布包好，热烫皮肤，这样配合治疗，收效更大。冷滚法是利用生鸡蛋冷滚治病，以达到清热解毒之目的。

拔罐 俗称火罐。是以各种材质（常用陶瓷、玻璃、竹、硬塑料等）的罐为工具，利用燃烧、挤压、抽吸等方法排除罐内空气，造成负压，使罐吸附于体表（一般选择背部）并留置一段时间，形成局部充血或瘀血现象，从而产生广泛刺激，达到防病治病、强壮身体目的的一种治疗方法。拔火罐与针灸一样，也是一种物理疗法，而且拔火罐是物理疗法中较优秀的疗法之一，儿童同样适用。

第二节 中医外治机制的筋膜学阐释

既然有那么多种中医外治方法，筋膜学又是怎样阐释这些外治方法的呢？

首先，筋膜学认为，中医外治疗法的机制不外乎是在机体内产生以下四种效应：

第一种，损伤修复效应。损伤后修复是每个生物体最基本的本能，如果人为地对机体造成一定的轻微损伤，那么损伤局部的组织就会产生各种损伤因子，这些损伤因子具有促进局部结缔组织中干细胞增殖能力和加强分化的作用，同时能促进这些修复，这是机体最基本的功能。这些增殖的干细胞既可以促进局部的修复，也可以在分化前扩散到全身，增加全身活化干细胞的分布密度，提升了整体机能的功能和状况。比如说刮痧，拔火罐之类。试想通过刮痧和拔罐，对人体产生一种轻微损伤，通过这种轻微的损伤来激发机体内部自我修复的潜能，让体内的活性不高、休眠的细胞分化增殖来修复它。增殖的同时它随着人体的血液循环，分布到全身各处。

第二种，机械牵拉效应。中医外治疗法的各种各样的针法对局部的筋膜产生的机械牵拉作用非常的明显，比如说针灸常用的行针动作、捻转、提插等，可以促进细胞膜钙离子通道的开放，促使局部细胞分裂增殖，来修复损伤。主要可以产生以下的效应：

（1）神经牵拉刺激。人体中众多感觉神经的末梢和感受器位于结缔组织内，通过针灸的牵拉刺激筋膜，可以产生比较强的生物学的神经信息，所以中医的所谓的得气感（酸胀麻等感觉并沿一定路线运行，筋膜学认为是通过肌间隔中的筋膜刺激到骨膜上密布的神经末稍所致）就由此而来。

（2）牵拉扭转筋膜可以促进淋巴的回流。牵拉扭转筋膜产生交感神经兴奋和局部血管反应和细胞相应的反应，进一步扭动、挤压毛细淋巴管、毛细血管，促进淋巴液和血液回流。此外也可以通过皮下神经的兴奋，来启动神经信号的传送，产生**神经冲动**。这种机制最典型的就是中医的针灸和按摩。

第三种，神经反射效应。在人体真皮的**乳头层**，有大量的神经感受器，主要是神经末梢和**环层小体**等，在人体骨膜上分布了有大量密集的**神经末梢**，分别属于痛觉、触觉、压觉等感受器。针刺在表皮上所引起的神经兴奋比较有限，所以针刺主要通过刺入结缔组织以后的捻转、提插动作来带动周围的结缔组织，通过牵拉可以使更大范围的神经感受器产生神经兴奋，从而向神经中枢传入较强的生物学神经冲动。通过外周的神经感受器，向神经中枢传入较强的生物学信息，脊髓节段对内源性的神经信息产生了屏蔽，对肌肉的张力产生了反射性的松弛，这是中医外治的镇痛和解痉的主要生理学机制。举一个临床例子，现代针灸中有一种针法叫**平衡针**，它对腰腿痛效果立竿见影，它选择的点往往跟腰腿痛相应的位置没有关系。神经反射有一个反射弧，反射弧分别是由感受器、传入神经、中枢、传出神经到效应器，当腰腿痛的时候，局部的神经肌肉就会有一个反射性的痉挛，这样通过这个反射弧持续地在中枢产生一个兴奋灶，让机体感受到疼痛。如平衡针是用针刺激眉心，相当于把神经反射弧阻断，疼痛感无法达到效应器，所以对腰腿痛立竿见影，非常快。

第四种，机体**应激效应**。每一种生物在受到一定伤害性的刺激之后，机体本身会产生一系列的效应来提高其应激能力，来促进自身机能的增强。因此应激效应也是生物最基本的应对外界刺激的能力。主要是强烈的神经冲动通过脊髓、脑干的上行传导通路，到达大脑的皮层，使大脑皮层意识到有危险情况的存在，然后通过大脑皮层的意识性或者是非意识性，下行传出神经到达到丘脑下部内脏活动中枢，向机体发出应急神经冲动，包括应激激素的分泌、交感神经的兴奋等。并由此产生了一系列的应激反应，比如人体血压、血糖的升高、肾上腺皮质激素分泌释放增强、心跳加快、血流灌注重新分布，还有胃肠道、内脏、皮肤的血管开始收缩、大脑和心脏的血管开始扩张等生理现象。持续的应激效应可以使机体的免疫功能增强，整体的代谢水平提高，体内的糖原和脂肪分解，大脑中**阿片类物质**释放。生活中可以看到很多这样的例子，比如在激烈战斗当中，当时如果受伤了，平日往往会产生一种让常人感受到无法忍受的疼痛，但这种疼痛在当时却没有感觉，但是往往战斗结束了，突然看见身上受了非常大的创伤的时候才能感觉到疼痛，所以说在这种状态下可以完成平时无法完成的动作，所谓超水平发挥就是人体潜能在应激状态下的表现。

*注　释

神经冲动（impulse）　是人体或动物体神经细胞受到刺激后，兴奋以电信号的形式在神经纤维进行传导的过程。

乳头层（papillary layer）　位于真皮浅部，与表皮的基底层紧密相连，由大量的结缔组织形成真皮乳头，突向表皮基底层，形成波浪状的接触面。

神经末梢（nerve ending）　为神经纤维的末端部分，分布在各种器官和组织内。按其功能不同，分为感觉神经末梢和运动神经末梢。感觉神经末梢又称传入神经末梢，接受外界和体内的刺激。运动神经末梢又称传出神经末梢，把神经冲动传布到肌肉和腺体组织上，使它们产生运动和分泌活动。

环层小体（lamellar corpuscle）　又称潘申尼小体（Pacinian corpuscle），体积较大（直径1～4mm），卵圆形或球形，广泛分布在皮下组织、肠系膜、韧带和关节囊等处，感受压觉和振动觉。小体的被囊是由数十层呈同心圆排列的扁平细胞组成，小体中央有一条均质状的圆柱状。有髓神经纤维进入小体失去髓鞘，裸露轴突穿行于小体中央的圆柱体内。

平衡针　由北京军区总医院（现为解放军陆军总医院）王文远教授创立的传统医学与现代医学在针灸领域相结合的一门现代针灸方法，在人体分为38个平衡穴位。平衡针灸治疗颈肩腰腿痛是特色技术，2005年被评为国家卫生部农村与社区适宜技术推广项目，2006年被评为国家中医药管理局农村与社区适宜技术推广项目，2009年正式列为国家中医药管理局第一期常见病适宜技术推广项目。

应激效应　是机体在各种内外环境因素及社会、心理因素刺激时所出现的全身性非特异性适应反应。这些刺激因素称为应激原。应激是在出乎意料的紧迫与危险情况下引起的高速而高度紧张的情绪状态。应激的最直接表现即精神紧张。

阿片类物质 是从阿片（罂粟）中提取的生物碱及体内外的衍生物，与中枢特异性受体相互作用，能缓解疼痛，产生幸福感（欣快）。大剂量可导致木僵、昏迷和呼吸抑制。阿片碱及其半合成衍生物包括吗啡、二乙基吗啡（海洛因）、氢化吗啡、可待因、氧可酮。合成的吗啡类物质包括左吗南、丙氧吩、芬太尼、美沙酮、哌替啶及激动—拮抗剂喷他佐辛。具有阿片类物质作用的内源性化合物包括内啡肽和脑啡肽（内源性阿片类物）。

第三节　筋膜支架——骨骼和人体的中轴——脊柱

人体一共有 206 块骨，骨骼被称为筋膜的支架，包括颅骨 29 块、躯干骨 51 块和四肢骨 126 块。人体的中轴**脊柱**也是骨骼的一部分，在筋膜学中也是非常重要的。骨骼在人体起到了支持、运动和保护作用。

人体的外形是依靠骨骼来支撑的，骨与骨之间的连接叫关节，随着骨骼肌的收缩和舒张可以产生各种各样的运动，所以骨骼、关节和骨骼肌构成了人体的运动系统。当然它还有一个很重要的保护作用。比如胸腔和腹腔中的重要器官心、肺、肝、肾、脾等，它们都被胸前的胸骨、12 对肋骨和后面的胸椎所构成的胸廓完整地保护起来。骨骼对这些脏器的保护比较全面，一般的外力是很难损伤到的。比如外部的一些击打，甚至是割砍，一般都伤不到内脏。但是内脏是怕刺入的，因为肋骨是有间隙的，胸腔是负压状态，如果刺入则会导致胸腔负压的改变，在医学上叫作**气胸**。如果没有被骨骼所保护的人体，比较薄弱的部位就会成为容易损伤的部位。骨骼比较薄弱的地方大约有三个地方：第一个是颈椎。颈椎部分只有 7 块颈椎相连，它是连接脑和胸腔的桥梁和纽带，相当于一个枢纽，所以这个地方相对比较薄弱。因此，现代人颈肩病也非常多。

接下来比较薄弱的位置是腹部，腹部是没有被骨骼保护起来的，这部分只有 5 块腰椎相连，前面都是软组织。这个位置如果没有被很好地保护，那么腹部负责消化和吸收的大肠、小肠就会经常出现功能异常。所以生活中一定要保护好腹部，不要着凉。

对于女性来说，内生殖系统所在的盆腔也是一个比较薄弱的地方。盆腔里面有子宫、输卵管、卵巢等最重要的一些内生殖器官。女性的生殖系统怕冷喜热，所以在中国传统的生活习俗中有一个养生利器：肚兜，肚兜就是我国传统上用来保护女性腹部和盆腔的一件生活物品。现代生活中很多女性为了美丽而穿所谓的“露脐装”，其实这在中医养生文化当中是非常不好的习惯。为什么现在不孕不育的发病率越来越高？其实跟不良的生活习惯密切相关。冷代表着凝结，输卵管、宫腔存在潜在的间隙，这些间隙因为长期的受凉会导致粘连。所以输卵管粘连、子宫内膜异位等都是临床常见的现代病，所以记住要保护好腹部、盆腔这个位置。

人的踝关节是人体最靠下的一个复合关节。人体直立行走，负重的是最下面的踝关节，所以经常会崴脚或者扭伤，所以这也是一个薄弱的环节。其实整个生物的进化是沿着外骨骼、内骨骼、软骨和骨的方向逐渐完善的，通过比较解剖学，发现有两种趋势：第一，在生物进化的过程中，骨骼的数量是由多变少，像哺乳类、鸟类的骨骼，它的数量明显少于鱼类的骨骼；第二，一种物种的骨骼的数量，在其生存的过程中，也是不断地发生变化，就比如人类婴儿的颅骨和脊柱骨要比成人多，出生以后，一些骨骼相互融合，数量就逐渐减少。比如整个骨盆构成主要分为左、右髋骨，一块髋骨是由过去的髂骨、耻骨和坐骨三块骨骼融合而成，合在一起叫髋骨。所以说数量是由多变少。而另一些部位又突然出现了一些新的骨骼，这在人体有很大的个体差异，比如肌腱中存在的籽骨，还有骨的结构和形态也在发生变化。**骨髓腔**在骨皮质的深面出现了网格状的布局，也就是骨松质，它的网眼里充填了具有造血组织的骨髓，还有其他的网状结缔组织中逐渐向骨髓进行转变。同时，沉积于骨组织内各种矿物质作为人体的一个硬物质的“仓库”，参与机体游离钙、磷、钾等矿物质的代谢和调节。在这些代谢和调节过程中，除了机体本质和生物化学因素外，力学因素始终贯穿着整个骨的形成、发生、代谢和修复等一系列生命活动中。人体的器官、系统都是悬挂在骨骼的硬支架上，借助筋膜包裹相互联系，形成了一个遍布全身的软性支架。

从发育生物学角度来说，骨骼诞生于中胚层间充质，对于全身筋膜网络结构来说，是为其建立了一个硬性的支架。骨骼的出现为机体提供了保护、支持、运动和力学传导的作用，筋膜软性支架相当于给这些网状旗帜上增加了一个具有传送应力的旗杆。筋膜软性支架在骨骼的牵动下，进行形变。形变的应力牵动筋膜组织到筋膜内的一些细胞，继之其内的细胞也随之发生改变。其运动的幅度和部位不同，会导致不同部位筋膜组织的活性状态发生不同的变化。

脊柱是脊椎类动物最原始的骨骼，鱼类的脊柱得到了充分的发育，四肢骨骼的出现是由两栖类才开始充分发育。人体的脊柱是人体骨骼的中心和轴线，相当于筋膜学两系统理论中的蜡烛，蜡烛的火焰相当于功能系统，蜡烛的烛杆相当于筋膜，也就是支持与储备系统。中间的灯芯相当于脊柱，脊柱运动是联动的。脊柱的结构（图 9-2）分为颈椎 7 块、胸椎 12 块、腰椎 5 块、骶椎 1 块、尾椎 1 块，它们构成了人体的中轴，具有生理弯曲，颈椎向前，胸椎向后，腰椎向前，骶椎向后。脊柱单独的运动幅度非常小，但是如果联动起来，幅度就相当大。脊柱运动的中心位于椎间盘的后缘，以此中心为支点，离它越远的运动幅度越大。因此，椎骨有向后和向侧面的三个较长的突起，向后的一般叫棘突，向侧面的一对叫横突。椎骨向后突起的棘突通过脊上韧带实现上、下椎骨的联动，有一个力学传导的张力线，深部通过两侧的横突向肌肉的内部深入，在不同深度包裹的肌肉向两侧延伸，最终深部和浅部的筋膜都会在腹部正中线交织融合在一起。

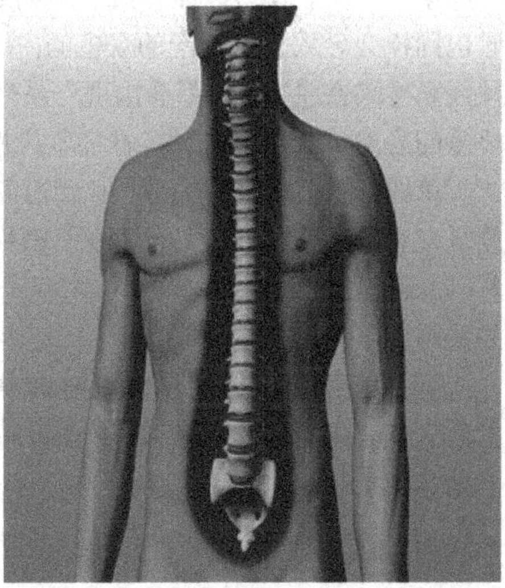

图 9-2　人体脊柱

有了这种结构布局，人体在运动时产生的应力会通过筋膜传递到躯干的其他部位。脊柱前方的筋膜在一些部位增强形成了悬挂内脏的韧带或者系膜。比如在心脏底部的大血管周围，腹腔脏器的系膜韧带：肠系膜、大网膜、小网膜等，盆部的腰椎和骶骨前面连接的盆腔脏器的系膜和韧带在这个筋膜的系膜韧带内又伴随着很多的血管、神经、淋巴等重要结构。因此，脊柱通过筋膜对内脏和躯体的影响不单单是一种力学效应，同时脊柱周围的筋膜损伤和退行性病变就不只影响到运动力学改变，还会对内脏的整个生理机能产生重要的影响。比如说颈椎的病变会影响到颈部、咽喉和气管的状态；下颈段和上胸段的脊柱病变会影响到心、肺的健康状态；下胸椎和腰椎的病变会影响到腹腔脏器的功能状态；腰骶椎部的病变会影响到下消化道、生殖、泌尿系统的功能状态。之所以会有这样的影响，是因为脊柱作为人体的中轴，它从颈胸腰骶分别发出颈神经 8 对，胸神经 12 对，腰神经 5 对，骶神经 5 对和尾神经 1 对，一共 31 对脊神经。

这些神经调节着除了头部以外所有的内脏、躯干和四肢。

以往对脊柱的关注多集中在腰部损伤，如各种常见的腰腿痛、椎间盘突出等。随着人们生活、工作方式的转变（室外到室内，体力到脑力工作），脊柱的问题影响着人体健康的各个方面。目前总结起来主要有以下几个方面：

第一，颈椎的劳损：长期的伏案工作和空调环境会导致颈部肌肉的紧张和收缩，比如经常见到的**"落枕"**现象，它导致颈椎间盘发生退行性病变。肌肉的收缩和颈部脊柱的退行性病变，会导致筋膜纤维化改变，筋膜内的活性细胞的含量下降、血管老化、弹性下降。之后造成血流不畅，所以这是高血压、脑血管疾病最常见的原因之一。颈椎的劳损还会造成对颈部脏器细胞营养供应的减少，血液循环减弱，所支配的这些器官整体功能下降，所以很容易引起一些常见的鼻炎、咽喉炎等上呼吸道疾患。

第二，下颈段和上胸段的劳损：这一段脊椎的退行性病变会压迫经过或者包绕内脏的神经，主要的是**交感神经和副交感神经**（包括第 10 对脑神经、**迷走神经**），引起相应的改变。首先引起交感神经的兴奋性升高，导致心脏、肺、气管、支气管的机能障碍，所以常见的心律不齐、室性早搏、心慌、胸闷、哮喘等，这是常见的诱因。

第三，中下段的脊柱劳损：从该段的脊柱外侧发出的交感神经内脏分支，这些神经被压迫时也同样会导致它所支配的众多的内脏器官的功能紊乱。常见的肝、胆、胰、胃肠道，在交感神经高度兴奋状态下，都会出现一系列的功能紊乱，给这些器官进一步病变发生发展埋下了很严重的隐患，会出现各种各样的临床慢性病症。

第四，腰骶部脊柱的劳损：腰骶部脊柱的劳损发生率最高。比如腰腿痛病，该段脊柱的两侧区交感链是紧贴在脊柱的两旁。脊柱的劳损、增生和纤维化，会直接压迫这些神经干和神经丛，出现盆腔、腹腔脏器的机能障碍，比如生活中常见的便秘、阳痿、早泄等都与这些有密切的关系。

脊柱劳损向躯体的延伸主要集中在颈胸段和和腰骶段，前者向上肢扩张，后者向下肢扩散。所以临床上常见的颈肩腰腿痛病因往往都可以在脊柱找到，纠正了脊柱的问题，很多病也就好了。

*注　释

脊柱（spine）　由 24 块椎骨，含颈椎 7 块，胸椎 12 块，腰椎 5 块和骶骨 1 块、尾骨 1 块借韧带、关节及椎间盘连接而成。脊柱上端承托颅骨，下联髋骨，中附肋骨，并作为胸廓、腹腔和盆腔的后壁。脊柱具有支持躯干、保护内脏、保护脊髓和进行运动的功能。脊柱内部自上而下形成一条纵行的椎管，内有脊髓。

气胸（**pneumothorax**）　胸膜腔由胸膜壁层和脏层构成，是不含空气的密闭的潜在性腔隙。任何原因使胸膜破损，空气进入胸膜腔，此时胸膜腔内压力升高，甚至负压变成正压，使肺脏压缩，静脉回心血流受阻，产生不同程度的肺、心功能障碍。

骨髓腔（marrow cavity）　是存在于长骨（如肱骨、股骨）的骨髓腔和扁平骨（如髂骨）的稀松骨质间的网眼中，是一种海绵状的组织，能产生血细胞的骨髓略呈红色，称为红骨髓。人出生时，红骨髓充满全身骨髓腔，随着年龄增大，脂肪细胞增多，相当部分红骨髓被黄骨髓取代，最后几乎只有扁平骨骨髓腔中有红骨髓。此种变化可能是由于成人不需全部骨髓腔造血，部分骨髓腔造血已足够补充所需血细胞。当机体严重缺血时，部分黄骨髓可被红骨髓替代，骨髓的造血能力显著提高。

落枕（stiff neck） 或称“失枕”，是一种常见病，好发于青壮年，以冬春季多见。落枕的常见发病经过是入睡前并无任何症状，晨起后却感到项背部明显酸痛，颈部活动受限。这说明病起于睡眠之后，与睡枕及睡眠姿势有密切关系。

交感神经 是内脏运动神经的一部分。由中枢部、交感干、神经节、神经和神经丛组成。中枢部位于脊髓胸段全长及腰髓1～3节段的灰质侧角。交感干位于脊柱两侧，由交感干神经节和节间支连接而成，可分颈、胸、腰、骶和尾5部分。调节心脏及其他内脏器官的活动。交感神经系统的活动比较广泛，刺激交感神经能引起腹腔内脏及皮肤末梢血管收缩、心搏加强和加速、瞳孔散大、疲乏的肌肉工作能力增加等。交感神经的活动主要保证人体紧张状态时的生理需要。人体在正常情况下，功能相反的交感和副交感神经处于相互平衡制约中。当机体处于紧张活动状态时，交感神经活动起主要作用。

副交感神经 是内脏运动神经的一部分，分为脑部和骶部。脑部的中枢位于脑内，总称为副交感核，发出纤维走行在第3、7、9、10对脑神经内。周围的神经节有器官旁节和器官内节，其中位于颅部的器官旁节较大，肉眼可见。颅部副交感神经的节前纤维在此交换神经元后发出节后纤维到所支配的器官。骶部的中枢位于骶髓2～4节段灰质内的骶中间外侧核，发出节前纤维至脏器附近的器官旁节和脏器壁内的器官内节，组成盆神经，支配降结肠以下的消化道、盆腔脏器及外生殖器。刺激副交感神经能引起心搏减慢、消化腺分泌增加、瞳孔缩小、膀胱收缩等反应。副交感神经的作用，主要维持安静时的生理需要。

迷走神经（**vagus nerve**） 是第10对脑神经，属混合性神经，是脑神经中最为复杂的一组神经。迷走神经的主要成分为内脏运动纤维（副交感纤维），含有四种纤维成分。特殊内脏运动纤维起于延髓的疑核，支配咽、喉的横纹肌。一般内脏运动纤维起于延髓的迷走神经背核，此核发出的副交感节前神经纤维，在脏器内或其附近的副交感神经节内换神经元后，发出副交感节后神经纤维分布到胸、腹腔的脏器，控制平滑肌、心肌和腺体的活动。迷走神经除与第9对舌咽神经一起主管咽喉部肌肉的运动外，还负责心脏、血管、胃肠道平滑肌的运动。支配呼吸、消化两个系统的绝大部分器官的感觉、运动以及腺体的分泌。因此，迷走神经损伤可引起循环、消化和呼吸系统功能失调。

思考题

1. 中医有哪些独特的外治方法？
2. 中医外治对人体筋膜有什么作用？
3. 你认为现代人的颈椎和脊椎疾病和哪些因素有关？

第十章　筋膜学基础与临床研究

第一节　《物种起源》与达尔文先生的重大疏漏

《物种起源》被称为影响世界历史进程的经典著作，是人类思想发展史上一座伟大的划时代的里程碑，它是进化论奠基人**达尔文**先生的第一部巨著，它奠定了现代生物医学的科学框架。现代综合进化论的奠基人之一**杜布赞斯基**曾说过："没有进化论，生物学将毫无意义。"进化论的提出揭示了人类在研究疾病的过程当中，发现人类跟其他动物之间都有许多的共同之处，在结构上和机能上也大致相同，并且都具有共同的病理、生理和发生、发展过程，大多数在人类身体上出现的健康问题和疾病，都可以在动物身上进行试验验证。这样一来就加速了人类对疾病的认识过程，也极大地促进了医学各学科的发展，所以可以理解为什么近两个世纪以来，众多的生物医学方面的科学进步多是在动物试验中获得的。

达尔文先生整个生物进化的研究过程主要是沿着两条主线进行，这两条主线也是现代生物学研究的主要研究模式：结构和功能。首先从单细胞生物到多细胞生物；从单胚层生物到双胚层、三胚层生物；从动物到人类，每个个体的结构越来越复杂。其次是功能从全能到专能，对于单细胞生物，一个细胞就可以完成整个生命从出生到死亡的整个生命周期。到了哺乳类动物，它的生命活动需要众多的细胞、组织、器官和系统共同完成。

毋庸置疑，这些结构的复杂性和分工的单一化，有利于提高生物的生存效率，包括对周围环境的适应能力、对生存竞争的竞争能力、对环境中所需要物质的获取能力等。然而当人们沉浸在这些奇妙现象当中时，发现达尔文先生忽略了一个非常重要的现象，那就是在生物的进化过程当中，生物个体的生命周期是不断延长的。简单生命的生命周期比复杂生命的普遍要短，也就是说在生命由低等到高等的进化过程中，生命周期普遍是在不断延长。

例如，简单胚层生物的代表是水母，它的生命周期只有几个小时到几天；多种软骨鱼的生命周期也很短，如鱿鱼，一般的生命周期只有一年，世界上最大的章鱼可以重达几百千克，但它的生命周期一般也不超过 3 年。比如 2010 年的世界杯有一个著名的**章鱼保罗**（图 10-1），当时人们因为它预测比赛结果非常准而认识它，虽然养尊处优，但是它的寿命也很短。高等的爬行类动物、鸟类、哺乳类动物，它的个体的生命周期可以达到较长的时间，比如金刚鹦鹉的寿命一般可以达到 30～50 年，最高的有 80 年。大象的寿命一般可以达到 60～80 年。据目前很多的资料来验证或者推断，人正常的寿命应该是 120 年，但是很少人能够达到这个岁数，不过了解了筋膜学，相信一定会对你有帮助。

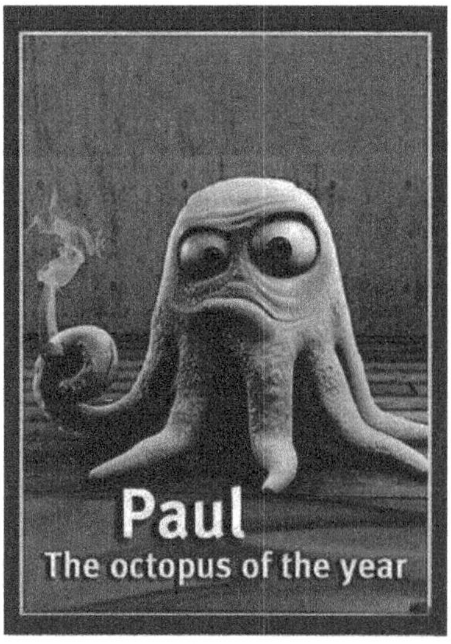

图 10-1　章鱼保罗

生物生命周期的不断延长在生物的进化过程当中具有极其重要的意义。尤其是对于人类，从古到今，对长生不老的追求达到了一个痴迷的地步。如今关于长寿地区、长寿个体、长寿饮食等长寿相关的报道不绝于耳，总能吸引众多人的眼球，长寿也可以说是很多人渴望的目标。中国历朝历代的帝王将相对长寿追求的记载也多见于各种正史和野史。比如从死后奢侈的墓葬可以看出其对生存的渴望和再生的奢望。现在也有科学家正在从事冷冻人体和人体复苏的研究。从生物学的角度来看，如果没有较长的生命周期，许多高层次的生命活动就无法实现。比如现代人类的第二语言文字的建立，现在人类的信息的传播和整理，知识的学习积累和创新，还有科学研究和发明创造，等等，都需要这些工作者有一个较长的生命周期作为支撑。

达尔文先生创立了进化论的学术思想，它所阐述的核心问题就是围绕生物的最基本的两个字“生存”开展的。生物以“生存”为核心，针对生存环境的改变，而发生相应的改变，这就是进化。如果以生存为核心作为一个圆圈的话，它的圆心是“生命”，围绕在其周围的分别是“环境”、“结构”和“功能”。

环境对功能提出要求以后，生物的形态就开始发生变化以适应功能需要，进而功能又为了适应新的环境而发生变化。结构、功能、环境三者围绕着生存进行周而复始的变化，这就是生物“进化”（图 10-2）。其变化结果，是生物的结构从简单变为复杂；生物各个部位和器官，从多能变成专能。进化的最终意义仍然是围绕着“生存”两个字。只有随着进化的不断完善，生物具备了应付环境的多样性，生物能够更好地适应环境，使其自身能够生存和发展。同时，生存环境的多样性也导致了生物物种的多样性。

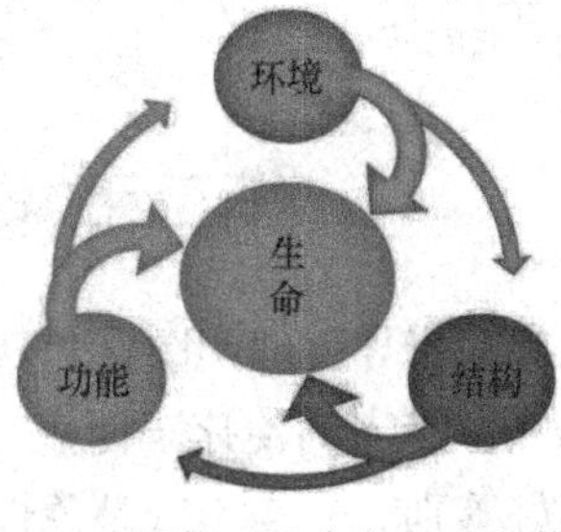

图 10-2　围绕“生存”的进化模式

但是，达尔文先生在对各种生物进行研究和观察的过程中，并没有涉及到为什么不同物种之间的寿命会有如此大的差异？进化论也没有研究人类和跟人类关系很密切的高等生物之间为什么生命周期也有巨大的差别？但是这些又恰恰是中医最擅长，而且是最具优势的。中医学的“养生、治未病”就是围绕长寿的主题展开的，这也是筋膜学基础与临床研究的核心价值。

*注　释

达尔文（Charles Robert Darwin，1809.2.12—1882.4.19）　英国生物学家，进化论的奠基人。曾经乘坐贝格尔号舰做了历时 5 年的环球航行，对动植物和地质结构等进行了大量的观察和采集。出版《物种起源》，提出了生物进化论学说，从而摧毁了各种唯心的神造论以及物种不变论。除了生物学外，他的理论对人类学、心理学、哲学的发展都有不容忽视的影响。恩格斯将“进化论”列为 19 世纪自然科学的三大发现之一（其他两个是细胞学说、能量守恒转化定律），对人类有杰出的贡献。

杜布赞斯基（T.Dobzhansky，1900～1975）　俄国出生的美国生物学家，现代综合进化论的奠基人之一。1921 年毕业于基辅大学。留校工作 3 年后，于 1924 年到彼得格勒大学任教，受到苏联著名遗传学家菲利普琴科（и.А.Фипипченко）、瓦维洛夫（Н.и.Вавилов）和契特维里柯夫（С.С.Четвериков）等人的影响。1927 年赴美，在哥伦比亚大学摩尔根（T.H.Morgan）实验室工作。1928 年随摩尔根到加州理工学院任教。历任加州理工学院、哥伦比亚大学、洛克菲勒大学、加利福尼亚大学等校教授。他把俄国研究自然群体的优良传统与摩尔根小组的遗传分析方法结合起来，以唾腺染色体的倒位变化为标志，系统地研究了多种果蝇群体的多态现象和由地理隔离到生殖隔离的发展过程。上述研究成果被收入到名为《自然群体遗传学丛刊，第1～43号》(1938～1976)一书中。他在科学上的最重要贡献，是在《遗传学与物种起源》(1937年、1951年、1953年)一书中实现了遗传学与自然选择学说的综合，继承和发展了达尔文主义。此外，他还提出了人类的体质进化和文化进化是两个不同而又相互联系的过程的论点，认为“人类的进化不能理解为一种纯生物学的过程，也不能完全描写成一部文化史。它是生物学和文化史的相互作用。在生物学过程和文化过程之间存在着一种反馈”。

章鱼保罗（octopus paul） 动物预言家，被网友尊称为章鱼哥、章鱼帝。生于英国，在德国长大，保罗在南非世界杯上“成功预测”了德国所有的比赛并成功预测了在最后的总决赛中西班牙的胜利。8猜8中，命中率100%，让人惊奇。它预测的欧洲杯赛事，命中率有8成，加上南非世界杯的预测，保罗预测的准确率已经上升到了92.85%，堪称世界杯最佳“预言帝”。2010年8月23日章鱼保罗成为英格兰2018年世界杯的申办大使。2010年10月26日章鱼保罗去世。

第二节 筋膜学指导下的中医优势病种

筋膜学指导下的中医优势病种有很多，本书主要介绍以下几种。

第一，**疼痛**的治疗。西医有句话：病人腰疼，医生头痛。为什么会这么说？因为病因太多，不好鉴别。其实不管是急性或慢性疼痛，用中医传统的治疗手段往往能起到很好的效果。中医疗法具有见效快、副作用小、没有成瘾性等众多优点，在这方面的研究也相对透彻。主要机制就是通过神经干涉和神经内分泌镇痛机制，来实现对疼痛的治疗。西医往往采取的都是对症治疗，比如吃止痛片、打封闭针等。

第二，**亚健康**的治疗。亚健康是近20年来提出的一种概念，它是指介于健康和疾病之间的一种状态，也叫第三状态或灰色状态。据统计，目前70%的人都是亚健康状态。这种状态在以往重视不够，但随着人们对疾病认识的逐渐深入和对健康要求的不断提高，亚健康问题已经得到了越来越多人的重视，也有学者认为，亚健康与重大疾病的发生有着密切的关系，认为亚健康是人体重大疾病的一种预警信号，应该引起足够的重视。从中医外治的角度对人体局部进行刺激，激发人体的应激状态，使机体恢复健康水平，是一种非常有效的治疗措施。西医对此却没有任何办法，因为你到医院去检查身体，往往指标都是正常范围内，但是患者就是感觉身体不舒服。所以在亚健康治疗方面，中医占有非常明显的优势。

第三，**退行性疾病**的防治。包括最常见的一些骨关节退化性的一些病变，如骨质疏松、退行性骨关节炎等。其他的一些脏器的疾病也可以归属于退行性疾病，比如成人型的糖尿病、老年性的痴呆、生殖和性功能的减退等。中医的治疗的机制是通过全身或者局部的刺激，来激发人体的损伤修复机制，来达到治疗目的，也可以说是提升自愈的能力。

第四，**肿瘤**的防治。谈癌色变，提到肿瘤人人自危。因为大家知道，肿瘤在西医属于不治之症。现代医学对肿瘤研究是要重点突破的目标，但却不尽如人意。虽然现在已经证实了肿瘤的发生和发展均是与细胞的基因突变有极密切的关系，但是也不能说所有具有易感基因的个体都会发生肿瘤，这就跟环境、饮食、生活状态和情绪状态有关，这些方面也为肿瘤的发生和治疗，留下了巨大的研究空间。科研人员需要从各个侧面研究肿瘤防治的理论基础，通过筋膜学的研究，可以认为对肿瘤的研究防治不能只走西医和基因研究这一条路。

癌症的发生就是一个正常的细胞受到各种致癌因素的影响，细胞生长和分裂失控引起的一种疾病。它的根本原因就是细胞中控制细胞生长和分裂的基因异常表达。异常表达的原因使这些基因发生突变，突变可以是随机发生的，但更多的情况下，是环境中的一些常见的致癌因子作用的结果。比如常见的致癌因素包括，化学诱变剂、X线、放射性物质辐射的一些射线、病毒的感染、长期的慢性的不良的物理刺激，等等，都可以引起基因突变，使细胞的生长和分裂失控，引起癌症。从局部到突破基底膜向身体其他部位扩散，这就是癌症的转移。

从筋膜学的角度看，正常功能在损伤的过程当中，会释放细胞分化因子来诱导定向干细胞向功能细胞进行分化，以此来修复受损的细胞。而在癌变的过程发生发展当中，基因突变导致细胞的异常分裂失控，相当于定向干细胞分化出不具备正常生理功能的功能细胞。举个常见的例子：白血病，又叫血癌，它是由各种原因导致骨髓生成白细胞的功能发生障碍，大量未分化的、没有任何生理功能的细胞进入到血液内，然后随着血液循环到全身，造成血管堵塞。久而久之，许多脏器的功能就被损害了。就像工厂加工出来的废品，这些废品又产生了趋化因子，来诱导产生更多的废品，向不成熟的细胞进行转化。在这个过程当中，不断地重复导致肿瘤不断的增大。同时有大量的干细胞穿过基底膜，导致基底膜崩溃，干细胞和定向干细胞之间失去了基底膜的屏障，这样，定向干细胞产生的趋化因子和定向分化因子，都会在基底膜深层发生。所以医学所看到的扩散现象，正是癌细胞在局部的体现。

从治疗的角度，不能以单纯杀死突变的癌细胞作为主要目标，而应该更重视阻断筋膜内的干细胞，穿过基底膜向癌变定向干细胞转化。如阻断或中和诱导因子、加强基底膜的稳定性。在这个意义上讲，大量的筋膜中干细胞转化为癌变定向干细胞，定向干细胞又分化出更加大量的癌细胞。在这个过程中，不断地产生了大量癌细胞，而且消耗了人体筋膜内的整个干细胞资源，从而严重地影响人体对其他部位器官的细胞修复，使这些器官的功能难以为继，最终导致整个生命系统崩溃。

癌症的实质是癌变细胞和正常细胞在争夺干细胞和其他资源的过程中，导致资源的耗竭。所以正常死亡和癌症死亡的区别就像筋膜学蜡烛的燃烧，前者是灯干油尽，自然的消耗过程，后者是油灯的爆燃。这种理念从中医对癌症的治疗中也可以隐约体现出来。如在癌症病人治疗中，应该慎用的是补气的药材，比如人参、党参等。用得最多的是一些含有胶原成分比较多的龟甲板之类，这些正是构成基底膜的原料。

从筋膜学分析肿瘤的发生发展提出以下观点：肿瘤细胞虽然是一种不受机体控制的恶性增生，但是肿瘤细胞也是人体细胞的一种，跟正常细胞一样需要有大量正常干细胞作为其细胞源，不断地供应正常的干细胞，在肿瘤细胞因子的作用下转化为肿瘤细胞，肿瘤细胞也是一种不成熟的功能细胞，但是它也要遵循生、老、死、崩解的过程。

正常干细胞转化成肿瘤细胞的速度快于其死亡、崩解的速度，肿瘤就会生长，反之就会缩小和消失。现代肿瘤治疗一味地采取彻底杀灭的方法，其实十分不明智。可喜的是，近年来有些学者从遏制干细胞转化的角度开展研究，采取了免疫方法来对抗肿瘤转移因子对正常干细胞的诱导分化。尤其是中医治疗肿瘤的理念更值得关注，中医治疗肿瘤的基本出发点是改善机体的内环境，造成不利于肿瘤细胞生长的条件，通过增强自身机体的免疫能力来控制肿瘤的生长。

临床上近年来出现很多**带瘤生存**的理念。筋膜学理论认为，对于肿瘤病例的合理治疗理念应该是中、西医结合手段。西医的手术切除、化学治疗、放射治疗等常规的办法应该多考虑和中医结合，因为中医更讲究整体的调理。所以通过西医化疗、放疗手术之后，再结合中医的术后调理，然后再利用饮食、中药手段来改善机体内部环境。这两者结合，就可以对肿瘤的复发和转移进行抑制，再对机体免疫能力加以提高，在这两个综合的方法下，可以认为对肿瘤可以达到一种治愈的效果。

*注　释

退行性疾病（degenerative disease）　最常见的骨的退行性病变，又称骨质增生，是关节炎的一种表现，其致病因素主要是由于机械应力分布失衡或负载过度引起软骨磨损所致。

肿瘤（tumour）　是指机体在各种致瘤因子作用下，局部组织细胞增生所形成的新生物（neogrowth），因为这种新生物多呈占位性块状突起，也称赘生物（neoplasm）。

带瘤生存　是指病人经过全身有效的抗肿瘤治疗后，常见的癌性症状（如出血、癌痛、咳嗽、吞咽困难等）消失，瘤体局部进一步缩小，癌细胞不再扩散，病情长期稳定并趋于好转，病人一般状况良好，可独立工作和生活；换言之机体免疫保护功能大于肿瘤扩散能力，使癌细胞长期“静止”、“休眠”，病人处于临床治愈的健康状态。“带瘤生存”是中晚期癌症病人得以长期存活的出路，也是科研的主攻方向；中晚期癌症病人即使出现大量胸水、腹水或骨转移肝转移等情况，如能及时进行全身有效的筋膜学抗肿瘤综合治疗，大部分病人仍可获得长期带瘤生存。

第三节　筋膜学临床研究展望

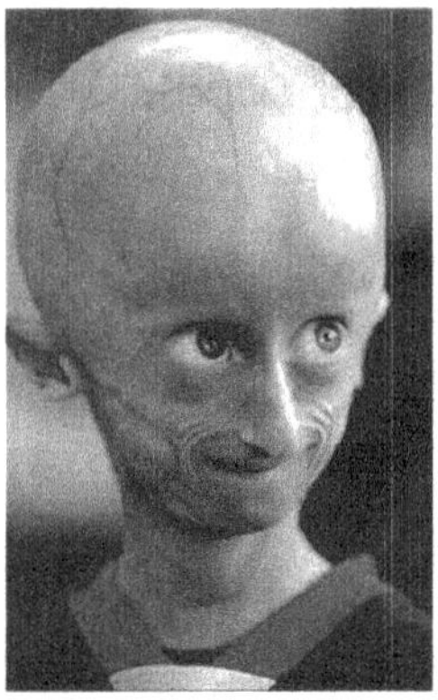

图 10-3　先天性早衰

既然筋膜学对于中医的解读有如此重要的作用，那么在未来的筋膜学临床研究中，有哪些是值得我们关注的呢？下面就看一看筋膜学在临床方面的展望。

第一是先天筋膜系统发育不全。先天筋膜系统发育不全，又称为先天性**早衰**（图 10-3），此种病例十分罕见，主要症状是从出生到儿童时期就会出现各种各样老年的一些临床表现，很多患儿基本上不到 10 岁就因为各种衰老问题导致死亡。其根本原因是各种功能细胞得不到筋膜内一些细胞及时更新，各种器官也得不到修复导致的，目前认为筋膜移植是可能的治疗方法。

第二是**骨质疏松**。骨质疏松是一种常见的老年病，表现为骨质的大量丢失。目前临床上多是补钙和激素补充疗法，但是效果都非常不好。从筋膜学的角度看，促进干细胞向成骨细胞转化才是真正的治疗之本。

第三是**进行性肌肉萎缩**。这种疾病的主要临床表现为肌肉细胞的逐渐减少。从筋膜学的角度看，如何促进干细胞向骨骼肌细胞转化才是正确的治疗理念。

第四是**股骨头坏死**。股骨头坏死指的是一种特异性的股骨头缺血性坏死，而不是外伤引起的，多发生在儿童时期和大量激素使用之后。目前临床机制不明，尚没有有效的治疗方法。从筋膜学角度来看，骨细胞与人体其他功能细胞一样，骨细胞的生命周期约为 120 天。老龄的骨细胞在正常的情况下，可以启动凋亡和清除程序，为新生的骨细胞再生提供空间。在某些情况下，比如大量使用含皮质激素的药物，凋亡的细胞不能正常崩解，死亡的细胞又大量堆积，导致新生的骨细胞生长发生障碍。研究者认为可能的治疗思路是利用成体干细胞或间充质细胞，将它转化为成骨细胞、骨细胞，待骨细胞凋亡后继而将死亡的骨细胞清除。

第五是心肌的再生和修复。心肌可以再生，是近几年才找到的细胞学的证据。以往的研究认为心肌不能再生，从筋膜学的角度找到刺激筋膜干细胞向成心肌细胞转化是治疗的出发点。

第六是**老年性痴呆**。目前老年性痴呆的发病率越来越高，以筋膜学的观点，人体功能细胞生命在人的一生中都是短暂的，其实也包括了大脑皮质的神经元。刺激与中枢神经系统相关的筋膜组织，可以促进衰老的中枢神经细胞的崩解和新生神经细胞的再生，是治疗的关键。所以说有一些民族医药，比如藏医，用一些重金属来入药，重金属在西医看来是有毒的。因为大家都知道，老年性疾病的自身修复代偿能力下降，只有通过外来的毒性来刺激机体，把一些衰老的而没有凋亡的组织成分崩解掉，然后新生细胞长入，这可能就是治疗的一种思路。

第七是**糖尿病**。糖尿病现在是常见病、多发病，它的发病机制已经非常明确，主要是胰岛细胞的功能低下。在临床定义来说，糖尿病就是胰岛细胞的功能绝对或者相对不足，导致血糖代谢的紊乱。胰岛细胞功能低下，胰岛素分泌不足如何治疗呢？通过筋膜学方法刺激胰腺，尤其是胰尾部的周围筋膜，让其中的干细胞加快转向定向干细胞，来补充胰岛干细胞，然后胰岛细胞功能转化，分泌出胰岛素，这样就可以靠自身的力量来控制血糖的代谢。目前临床上已有针刀治疗糖尿病的报道。

第八是**男性不育**。男性不育是一个常见病，近年来发病率有逐渐增加的趋势。排除生殖管道不通、感染等因素，单纯的男性不育实质上是生殖腺，也就是男性的主要生殖腺——睾丸功能低下导致。如果刺激睾丸周围的筋膜加快干细胞向生精细胞、间充质细胞，精子转化，从而可以增加精子的数量和雄性激素的分泌，也可能是一种不错的思路。现在临床也有用针刺疗法治疗男性不育的成功报道。

第九是**肾衰竭**的治疗。临床上常有因为由于纵欲过度、药物作用，或者高血压肾病导致的肾功能衰竭。其基本的病理表现是肾小球上皮和肾小管上皮的缺失和功能障碍。如果刺激肾筋膜，促进筋膜干细胞转向定向干细胞、上皮细胞转化有可能是一种非常不错的临床方法，目前尚未见临床报道。

第十是**肥胖症**的治疗。通过直接刺激皮下筋膜组织，促进脂肪细胞转化为疏松结缔组织。这种治疗方法目前在临床已经广泛应用，比如各种各样的针刺疗法减肥等。

第十一是新针灸疗法的研究。现在很多针灸穴位多侧重于体表，治疗也多注重于镇痛、解痉和提高机体的应激状态。研究的重点应该侧重内脏器官的功能细胞再生、重建和修复。长期的研究目标是通过解剖学、动物实验和临床验证，来构建现代生物学基础上的针灸治疗学，以及与之相适应的刺激器具和刺激方法，等等。

第十二是中药生物医学模式研究。中药对微循环、筋膜结缔组织内水分、物质组成、细胞成分的影响、以及对基底膜通透性、对筋膜干细胞活性和趋化性的影响，等等。

第十三是筋膜与衰老的关系。人体的筋膜，即支持与储备系统，在中枢神经系统的调节下来维持机体内环境的稳定，从而形成一个稳定的生存个体。实施损伤修复的是细胞，它是保证功能系统正常活动的基本前提。所以，可以把筋膜看作成为人体的储备，随着人体的老化，储备逐渐枯竭，随后其中一个功能器官的崩解会导致整个功能系统的崩溃，从而导致整个个体的崩溃。可以把筋膜看成一个照亮人体生命活动的蜡烛，是保持人体生命之树常青的源泉。从新生儿、儿童、青年、壮年、老年，可以看到筋膜在人体经历了质和量的衰减过程。

第十四是抗衰老和人体保健。衰老过程是筋膜中干细胞储备逐渐消耗枯竭的过程，因此如何保持筋膜的正常状态，为功能系统不断地提供稳定的修复细胞源，并维持向功能细胞的正常分化，是保证人体具有较长生命周期的关键。筋膜学研究人体衰老的意义在于，筋膜中的储备的干细胞，均衡地向各种功能细胞分化，从而能维持整个机体的健康状态，使生命的蜡烛长明，也就是意味着长寿。其实医务工作者的主要任务是通过外部的介入，来调整分化修复过程中的不和谐。传统医学保健的各种实践，也为研究者提供了丰富的成功方法。比如瑜伽、**太极拳、五禽戏、八段锦**、少林易筋经、洗髓经和各种各样的体操，等等。

*注　释

早衰（hutchinson-gilford syndrome）　属遗传病，身体衰老的过程较正常快 5～10 倍，患者样貌像老人，器官亦很快衰退，造成生理机能下降。病征包括身材瘦小、脱发和较晚长牙。患此罕见疾病的儿童，即使只有 16 岁，但看上去好像六七十岁的老人。患病儿童一般只能活到 7～20 岁，大部分都会死于衰老疾病，如心血管病。现在未有有效的治疗方法，只能对症治疗。

骨质疏松　即骨质疏松症，是多种原因引起的一组骨病，骨组织有正常的钙化，钙盐与基质呈正常比例，以单位体积内骨组织量减少为特点的代谢性骨病变。在多数骨质疏松中，骨组织的减少主要由于骨质吸收增多所致。以骨骼疼痛、易于骨折为特征。

进行性肌肉萎缩　是一组由遗传因素所致的原发性骨骼肌疾病，其临床主要表现为缓慢进行的肌肉萎缩，肌无力及不同程度的运动障碍。本病可由多种遗传方式引起，其临床表现各具有不同的特点，因而形成许多类型。

股骨头坏死　是一个病理演变过程，初始发生在股骨头的负重区，应力作用下坏死骨骨小梁结构发生损伤即显微骨折以及随后针对损伤骨组织的修复过程。造成骨坏死的原因不消除，修复不完善，损伤-修复的过程继续，导致股骨头结构改变、股骨头塌陷、变形，关节炎症，功能障碍。

老年性痴呆　又称阿尔茨海默病（Alzheimer disease，AD），是指老年老化程度超过生理性老化，或过早老化，致使脑功能障碍，引起获得性、持续性智能障碍。在无意识障碍的情况下，有记忆和认识功能障碍，伴有言语、视空间技能、情感或人格改变，并影响其社会活动。由于没有有效的治疗药物和手段，老年性痴呆逐渐加重，最终因躯体合并症而危及生命。本病起病隐匿，早期症状是近记忆力减退，人格改变，智能有所下降，空间定向不良，常有走丢、不识归途、或主动性减少，情感不稳，但日常生活尚能保持。进一步发展则认知功能减退、出现失语、失认、有时有意识障碍。可出现神经系统的定位体征，生活起居已不能自理，常有不耻行为、伦理道德行为均可有改变。甚至有出现幻听、幻视、妄想、躁狂或抑郁的症状。晚期则全面智能障碍，卧床、无自主运动，缄默无语、或言语支离破碎，生活完全不能自理，最终因并发症导致死亡。最常见的并发症是肺部感染，皮肤感染，泌尿系统感染，或慢性衰竭，恶液质，多器官衰竭而危及生命。目前没有特效药物。

糖尿病　是一种由于胰岛素分泌缺陷或胰岛素作用障碍所致的以高血糖为特征的代谢性疾病。持续高血糖与长期代谢紊乱等可导致全身组织器官，特别是眼、肾、心血管及神经系统的损害及其功能障碍和衰竭。严重者可引起脱水，电解质紊乱和酸碱平衡失调、酮症酸中毒和高渗昏迷等急性并发症。

男性不育症（infertility）　指正常育龄夫妇有 12 个月以上的没采取避孕措施，有规律性生活而仍未受孕即可诊为不育。据有关献报道已婚夫妇有 10%～15%出现不育。不育是由于男方的原因所致称为男性不育。男性生殖生理活动主要包括精子发生、成熟、精液形成排精和精卵会合受精等一系列过程。任何因素干扰了上述过程的任何一个环节，均可影响生育能力而造成男性不育。男性因素引起不孕占不育症的 20.6%。

肾衰竭　肾脏是人体的重要排泄器官，具有排泄体内代谢产物、药物、毒物和解毒产物，以及调节体内水、电解质、酸碱平衡的功能。此外，肾脏还能分泌促红细胞生成素等重要激素，借以调节机体重要生理功能。因此肾脏是一个多功能器官，它在维持人体内环境的稳定性中起着重要的作用。当各种病因引起肾功能严重障碍时，人体内环境就会发生紊乱，其主要表现为代谢产物在体内蓄积，水、电解质和酸碱平衡紊乱，并伴有尿量和尿质的改变以及肾脏内分泌功能障碍引起一系列病理生理变化。而慢性肾衰（CRF）俗称尿毒症，是所有肾脏疾病的终末期状态，过多的毒素和水分在体内的积聚导致患者最终死亡。

肥胖症（obesity） 是一组常见的、古老的代谢症状群。当人体进食热量多于消耗热量时，多余热量以脂肪形式储存于体内，其量超过正常生理需要量，且达一定值时遂演变为肥胖症。正常男性成人脂肪组织重量约占体重的15%～18%，女性约占20%～25%。随年龄增长，体脂所占比例相应增加。因体脂增加使体重超过标准体重20%或体重指数（BMI）大于24者称为肥胖症。

太极拳 国家级非物质文化遗产，是以中国传统儒、道哲学中的太极、阴阳辩证理念为核心思想，集颐养性情、强身健体、技击对抗等多种功能为一体，结合易学的阴阳五行之变化，中医经络学、古代的导引术和吐纳术形成的一种内外兼修、柔和、缓慢、轻灵、刚柔相济的汉族传统拳术。1949年后，被国家体委统一改编作为强身健体之体操运动、表演、体育比赛用途。改革开放后，部分还原本来面貌，从而再分为比武用的太极拳、体操运动用的太极操和太极推手。传统太极拳门派众多，常见的太极拳流派有陈式、杨式、武式、吴式、孙式、和式等派别，各派既有传承关系，相互借鉴，也各有自己的特点，呈百花齐放之态。由于太极拳是近代形成的拳种，流派众多，群众基础广泛，因此成为中国武术拳种中非常具有生命力的一支。2006年，太极拳被列入中国首批国家非物质文化遗产名录。

五禽戏 是通过模仿虎、鹿、熊、猿、鸟（鹤）五种动物的动作，以保健强身的一种气功功法。是中国古代医家华佗在前人的基础上创造的，故又称华佗五禽戏。五禽戏能治病养生，强壮身体。练习时，可以单练一禽之戏，也可选练一两个动作。单练一两个动作时，应增加锻炼的次数。五禽戏是一种外动内静、动中求静、动静具备、有刚有柔、刚柔相济、内外兼练的仿生功法，与中国的太极拳、日本的柔道相似。锻炼时要注意全身放松，意守丹田，呼吸均匀，做到外形和神气都要像五禽，通过模仿动物来达到外动内静，动中求静，有刚有柔，刚柔并济，练内练外，内外兼备的效果。

八段锦 历史悠久，简单易学，功效显著。共八节，又分武八段与文八段两种。武八段多为马步式或站式，又称北派，适合青壮年与体力充沛者。其名称出北宋·洪迈《夷坚志》："政和七年，李似矩为起居郎。尝以夜半时起坐，嘘吸按摩，行所谓八段锦者。"南宋·曾慥《道枢》辑其基本功法为："仰手上举所以治三焦；左肝右肺如射雕；东西单托所以安其脾胃；返而复顾所以理其伤劳；大小朝天所以通五脏；咽津补气左右挑起手；摆鲜鱼尾所以祛心疾；左右攀足所以治其腰。"另《医方类聚》《灵剑子导引子午记》等均载有类似功法。现在流行的是晚清时所传的歌诀：两手托天理三焦，左右开弓似射雕。调理脾胃须单举，五劳七伤望后瞧。摇头摆尾去心火，两手攀足固肾腰。攒拳怒目增气力，背后七颠百病消。

思考题

1.《物种起源》对当时的世界有什么样的影响？

2. 中医为什么能治疗很多疑难杂症？

3. 筋膜学临床治疗能解决哪些常见的疑难病症？

第十一章　筋膜学简易健身法

第一节　用筋膜学指导健身的机制

当筋膜学研究有了一个初步的轮廓，就会发现实际上筋膜学涉及到从保健、养生到临床治疗的各个环节。但是从最安全、最可靠的方面出发，研究者理解一部分就推出一部分。本书介绍的就是从筋膜学研究的角度得到的研究成果。还结合了古代养生的一些经验体会进行系统整合，然后推出来一个非常简单易行，每个人都可以做的一种健身方法，这个健身方法包括两个部分：一是筋膜学三步健身法，二是筋膜学健康四季。

首先看看在研究的结果里面，利用了哪一部分的机制？第一步是形态学的研究结果，通过形态学研究，初步清楚了人体经络和筋膜的关系。具体来说，全身的非特异性筋膜支架是中医经络的解剖学基础或者物质基础。第二步，可以把全身的筋膜支架分成三部分：第一部分是内脏筋膜；第二部分是躯体和四肢肌肉关节附近的筋膜；第三部分是皮肤和皮下的筋膜。这三个部分就对应了中医的任脉、督脉和皮部。在这个过程中，主要使用了两个机制，一个是结缔组织或者筋膜，它有一个损伤修复机制，当机体受到一些机械性损伤后，筋膜会释放出很多**活性因子**，这些活性因子对细胞的增殖和细胞的分化有非常积极的作用。第二，利用研究中发现的细胞变形增殖机制，如果细胞在应力作用下会发生形变，这个时候它的细胞膜就会受到应力的牵拉，导致细胞膜的性质发生改变。具体就是钙离子通道的开放，然后激发细胞内的增殖机制，可以让它的合成加速，让细胞的分裂增强。也就是说细胞的增殖是有赖于损伤修复机制和细胞变形增殖机制。

这种机制实际上在古今中外的健身方法中应用十分广泛。比如现在风靡世界的**瑜珈**，瑜珈锻炼的基础核心是牵拉筋膜。还有中国的**太极**以及其他各种武术的锻炼方法。说到底，它锻炼的部位和锻炼的组织都属于筋膜的范围。最近，又研究了中国非常有名的一部经典，就是**达摩**的**《易筋经》**和**《洗髓经》**。其实这也是古代版的筋膜学健身法。首先它讲到了“易”，“易”就是改变的意思，通过改变筋膜达到养生保健的目的。将板结的筋膜通过拉伸进行软化，通过筋膜的改变让人体有一个健康的支持与储备系统。

实际上《易筋经》中对筋膜的理解和现代研究是完全一致的。首先它认为“筋”就是经络的基础，而且它的分布也是遍布全身、连通内外、沟通上下，是精气神的运行通道。所谓的筋，其实就是筋膜，古籍上记载的基本概念与筋膜是完全相同的。参考《易筋经》的方法，可以化繁为简、化难为易，把古代的和现代的知识融合到一起，并提炼出筋膜学保健的两个阶段，第一个阶段是三步健身法，第二个阶段就是根据气候的改变提出了筋膜学健康四季。

***注　释**

活性因子（activity factor）　也称生长因子，活性生长因子，活性细胞因子，是一类通过与特异的、高亲和性的细胞膜受体结合，调节细胞生长与其他细胞功能等多效应的多肽类物质。生长因子有多种，活性因子对不同种类细胞具有一定的专一性。通常培养细胞的生长需要多种生长因子顺序的协调作用，肿瘤细胞具有不依赖生长因子的自主性生长的特点。

瑜伽（Yoga）　是一个通过提升意识，帮助人类充分发挥潜能的体系。瑜伽是由印度梵语“yug”或“yuj”音译而来，意思是“自我”和“梵”的结合或一致，各种瑜伽体系的终极目的都是帮助人实现“梵我合一”的瑜伽境界。瑜伽姿势是一种达到身体、心灵与精神和谐统一的运动方式，运用古老而易于掌握的技巧，改善人们生理、心理、情感和精神方面的能力；包括调身的体位法、调息的呼吸法、调心的冥想法等，以达至身心的合一。人在宁静中容易领悟真我，瑜珈哲学及实践方法对佛教、耆那教和印度教都影响深远。

太极　这一概念影响了儒学、道教等中华文化流派。《易纬·乾凿度》和《列子》谈到太易、太始、太初、太素、太极宇宙五阶段说法。宋儒周敦颐在《太极图说》开篇就说：“无极而太极。”这把《老子》中提到的无极一词注入了理学含义。也就把无极的概念与太极联系在一起。清代乾隆年间太医院汇编的《医宗金鉴》则采用了五阶段说法（聂文涛谈《周易》）：“无极太虚气中理，太极太虚理中气。乘气动静生阴阳，阴阳之分为天地。未有宇宙气生形，已有宇宙形寓气。从形究气曰阴阳，即气观理曰太极。”《系辞》又说：“两仪生四象，四象生八卦”。其意指浩瀚宇宙间的一切事物和现象都包含着阴和阳，以及表与里的两面。而它们之间却既互相对立斗争又相互滋生依存的关系，这是物质世界的一般律，是众多事物的纲领和由来，也是事物产生与毁灭的根由所在。天地之道，以阴阳二气造化万物。天地、日月、雷电、风雨、四时、子前午后，以及雄雌、刚柔、动静、显敛，万事万物，莫不分阴阳。人生之理，以阴阳二气长养百骸。经络、骨肉、腹背、五脏、六腑，乃至七损八益，一身之内，莫不合阴阳之理。太有至的意思；极有极限之义，就是至于极限，无有相匹之意。既包括了至极之理，也包括了至大至小的时空极限，放之则弥六合，卷之退藏于心。可以大于任意量而不能超越圆周和空间，也可以小于任意量而不等于零或无，以上是太极二字的含义。

达摩　全称菩提达摩，意译为觉法。自称佛传禅宗第二十八祖，为中国禅宗的始祖，故中国的禅宗又称达摩宗，达摩被尊称为“东土第一代祖师”、“达摩祖师”。与宝志禅师、傅大士合称梁代三大士。于中国南朝梁武帝时期航海到广州。梁武帝信佛。达摩至南朝都城建业会梁武帝，面谈不契，遂一苇渡江，北上北魏都城洛阳，后卓锡嵩山少林寺，面壁九年，传衣钵于慧可。后出禹门游化终身。东魏天平三年（公元536年）卒于洛滨，葬于熊耳山。

《易筋经》　传说后魏李明帝太和年间（公元477年—公元500年），印度达摩来华传教，于河南嵩山少林寺面壁9年，后来少林寺僧人在修缮达摩大师面壁处时，偶得一铁盒，盒中藏有《洗髓》《易筋》两本经帖，故《易筋经》传说为达摩所创。另说，易筋经为达摩所创，系伪托。

《洗髓经》　传说中国南北朝时期，达摩祖师从印度经由海路东渡来中土，在广州上岸，北上游历中国各地，最后落脚于今日的河南嵩山少林寺。达摩祖师在中国看到僧人长年静坐，多静少动，身体因此欠缺平衡而不健康，于是在少林寺教导僧人健身的功夫以平衡其身心发展。后来达摩祖师圆寂并葬于少室山附近的熊耳山，因为传言有人看到祖师，后人好奇地开棺察看，发现祖师遗骨已经消失，只留下一只鞋子于棺内。有僧人在祖师的遗物中发现一个胶封的铁箱，里面有两部以梵文著作的经书，这两部书就是闻名的《易筋经》与《洗髓经》。

第二节　筋膜学三步健身法

筋膜学三步健身法的第一步叫作任脉通。任脉通其实就是要锻炼全身的内脏。内脏的筋膜都悬挂在脊柱上，与脊柱密切相关，内脏和体腔的前壁没有过多的联系，人体直立的时候，内脏筋膜悬挂在脊柱上。内脏的筋膜具有双重神经支配，分别是交感神经和副交感神经。在锻炼的过程中，要使副交感神经处于一种比较强的状态，这时需要安静下来，降低交感神经的兴奋性。

任脉通的做法要把下腹部、臀部，以及盆底的肌肉绷紧、收缩，胸部通过深呼吸来进行扩张。任脉通的意义在于使悬挂内脏的筋膜得到拉伸。吸气的时候，内脏抬高了，筋膜就相应地变短了。当放松的时候，内脏筋膜又拉长了，这样的缩短和拉伸的运动，实际上就能够促进筋膜里干细胞的增殖，使局部储备细胞的密度增加，从而可以修复内脏的一些微小的损伤。

第二步叫作督脉通。根据筋膜解剖学的研究，督脉就是分布在四肢、关节和肌肉之间的筋膜。督脉的特点是只有单一神经支配，即只有交感神经，没有副交感神经。所以在这个过程中，要把交感神经的兴奋性也降低。可以做一个伸懒腰的动作，伸懒腰的时候全身的肌肉都是紧绷的。这个过程就像拧毛巾一样，毛巾有污垢了，要在清水里把它洗干净，再通过拧的动作，把水都挤出来，这样毛巾就干净了。全身的肌肉绷紧过程实际上就是把肌肉间隙里面筋膜内的代谢产物挤出到静脉和淋巴管中来，在通过体液循环输送出体外。这样身体的酸度就会下降，让身体慢慢恢复健康。

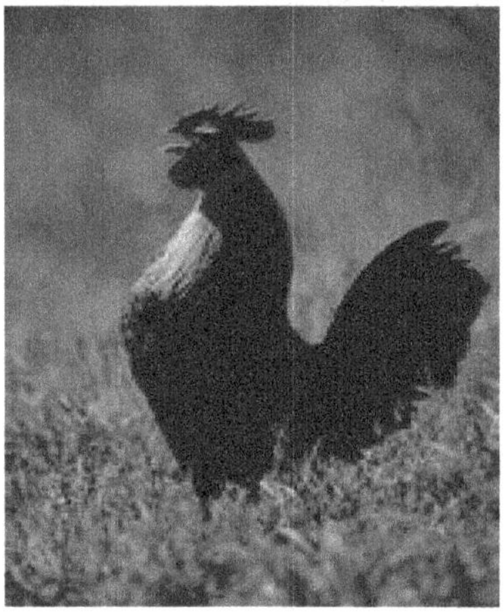

图 11-1　公鸡打鸣

第三步叫作皮部通。皮部指的是全身的表面皮肤和皮下的疏松结缔组织这一部分筋膜。可以通过揉搓、拍打全身的皮肤来达到皮部通的效果。这样一来就把皮肤这一部分筋膜打通了，坚持一段时间后，会慢慢达到皮部通的效果了。

三步健身法的操作方法，在很多动物身上都可以找到依据。通过比较生物学的方法，发现任脉通其实和公鸡打鸣时的状态是很相似的，公鸡打鸣时全身肌肉紧绷（图 11-1），所谓“雄鸡一唱天下白”，也预示着一天的良好开端。督脉通就像是猫、狗在睡觉打盹之类没有活动之后都会伸懒腰（图 11-2），把全身肌肉绷紧，然后舒展一下放松全身肌肉。对于很多在办公室工作的白领，整天都在进行脑力劳动，身体肌肉僵硬，运动量很少，我们都可以通过模仿这些动物的方法对全身筋膜进行放松。皮部通的方法就像驴打滚（图 11-3），驴子喜欢在地上打滚来消除疲劳，实际上就是通过皮肤和地面的接触对全身的皮部筋膜进行挤压放松。所以任脉通、督脉通和皮部通都可以在动物界找到对应的放松方法。

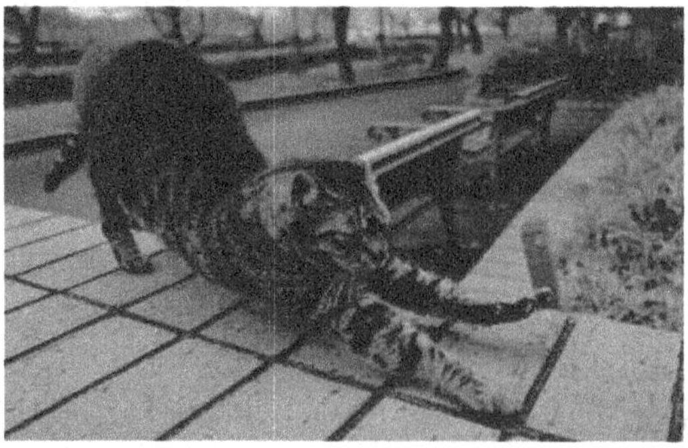

图 11-2　小猫伸懒腰

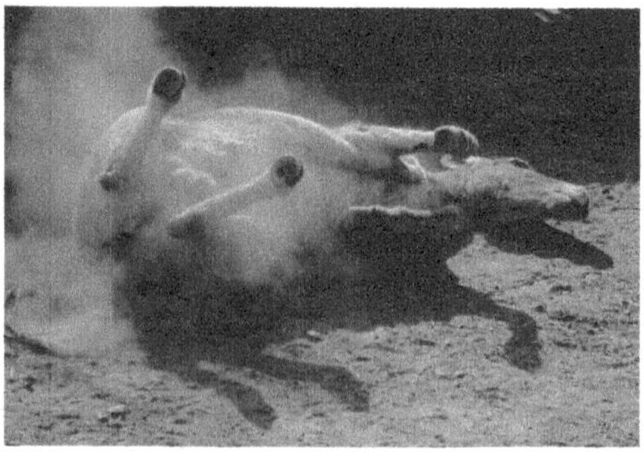

图 11-3　驴打滚

第三节 筋膜学四季健康工程

在日常生活中，一年四季都会有常见的疾病，针对每个季节的特性和容易发生的疾病，本书提出筋膜学健康四季工程。

春天是一个升发的季节，春天的天气变化非常快、冷暖无常。这个时候最容易得的病就是感冒。感冒在医学上叫作**上呼吸道感染**。上呼吸道的黏膜如果受到外部有害因素的侵袭（寒冷或是病毒），此时的病毒感染就很容易伴发炎症，鼻咽部的黏膜就会发生充血、水肿，出现**“卡他症状”**。在病毒细菌的作用下，出现一些感冒的症状，这个时候需要快速地从周边的筋膜中动员出活性细胞，把黏膜的损伤快速修复回来，以缓解感冒症状。具体办法就是，在刚开始感冒的时候喝一杯热水或热茶，然后用手掌去按压颈部，从枕骨一直按到最后一节颈椎。通过按压，会发现颈部肌肉变软了，然后再休息一下，慢慢喝几口准备好的热水再重复之前的动作，做完之后会发现感冒的症状会缓解很多。这样就对春天易发生的感冒有了一个及时的处置办法，但是这个操作一定要及时并且做够半个小时以上。

夏天是炎热的，因为容易出汗，所以会导致体液流失。这时候血液的黏稠度就会下降，血液的黏稠度下降以后，对有心脏供血不足和冠心病的人群来说是非常不利的。所以这类人群随时要拿一瓶水，在不适的时候先喝一口水，喝两口水，喝三口水，不要等诊断清楚了再去找药治疗，那时候可能就晚了。药物治疗远远没有时间重要，在对心脏的急救过程中，时间是第一位的，所以说夏天要注意保心脏。

秋天是个比较干燥的季节，在北方风沙大，这个时候最容易出现咳嗽、气管炎。特别是年纪大的人会出现一些慢性的咳嗽，有时候咳嗽很长时间还不好，还有些人带有喘，这种长期的久治不愈的咳嗽，甚至使用抗生素效果都不明显。咳嗽从筋膜学的角度是气管的感觉神经过于敏感，所以要设法降低气管的敏感度，让它敏感性的阈值升高。实际上，从筋膜学的角度，会发现一个筋膜聚集点，就是在第一胸椎的两侧，有的是在左侧，有的是在右侧。这个地方的筋膜如果出现了硬结或者结节样的改变，就要想办法把它变软，随着这部分筋膜的变软，咳嗽、**哮喘等症状**就会被治愈或者减轻。

冬天是老人最不愿意过的季节，因为年纪大了以后，人体的各种代谢能力都降低了，首先从产生热量这个角度，老人要比青壮年、小孩就要少得多，所以老年人十分怕冷。到了冬天以后，老年人要进行一些滋补。其实就是补充筋膜内的成分，筋膜的主要成分就是纤维蛋白原、胶原蛋白和纤维蛋白，所以建议入冬以后，给老年人吃一些富含胶原的食品。

这就是根据一年四季不同的变化提出的筋膜学健康四季工程。总结来说就是春防感冒，夏保心脏，秋止咳喘，冬宜滋养。

*注　释

上呼吸道感染　是指自鼻腔至喉部之间的急性炎症的总称，是最常见的感染性疾病。90%左右由病毒引起，细菌感染常继发于病毒感染之后。该病在任何季节、任何年龄均可发病，通过含有病毒的飞沫、雾滴，或经污染的用具进行传播。常于机体抵抗力降低时，如受寒、劳累、淋雨等情况，原已存在或由外界侵入的病毒或和细菌迅速生长繁殖，导致感染。该病预后良好，有自限性，一般5～7天痊愈。常继发支气管炎、肺炎、副鼻窦炎，少数人可并发急性心肌炎、肾炎、风湿热等。

卡他症状　卡他一词来源于英语“catarrh”意思是“黏膜炎”。一般临床上多用在上呼吸道的黏膜炎症。上呼吸道卡他症状包括咳嗽、流涕、打喷嚏、鼻塞等上呼吸道症状。鼻咽部卡他，也即是鼻咽部黏膜炎症。表现为鼻咽部黏膜充血、水肿、黏液腺分泌增多，其症状为鼻咽部灼热感、异物感、鼻咽部堵塞感，分泌物增多，分为黏脓性或者为脓性。

哮喘（asthma）　最常见的为支气管哮喘。支气管哮喘是由多种细胞及细胞组分参与的慢性气道炎症，此种炎症常伴随引起气道反应性增高，导致反复发作的喘息、气促、胸闷和（或）咳嗽等症状，多在夜间和（或）凌晨发生，此类症状常伴有广泛而多变的气流阻塞，可以自行或通过治疗而逆转。

思　考　题

1. 你喜欢的健身方法有哪些？为什么？
2. 你认为健康重要，还是成功重要？
3. 哪些保健方法适合在冬天进行？

第十二章　筋膜学的诊断和治疗方法

第一节　筋膜学的诊断方法

在学习筋膜学的临床诊断与疑难病症的治疗原则时，首先要回顾一下筋膜学的主要内容，就是人体结构的两系统理论，支持与储备系统就是筋膜支架。筋膜支架上包绕了各种各种已经分化的功能细胞，一定要牢记这个结构。

除此之外，如果把筋膜支架展开，就会有很多的功能细胞在筋膜支架上。它就像是一个大花园，筋膜是花园的土地，各种功能细胞就相当于各色花卉。另外还要想到内容是，功能系统和支持与储备系统相互作用的过程是动态的。这也就是前文提到过的蜡烛模型，火苗相当于功能系统，蜡杆相当于支持与储备系统，而灯芯就相当于脊柱。了解了这些内容，就可以开始进行人体的检查了。

检查人体的时候，首先要看他的筋膜是弱还是强。具体的操作方法很简单，医生可以用食指和拇指捏一捏患者的前臂，如果他的皮肤很光滑、很有弹性，而且能感受到厚厚的结实的感觉，那么他的身体是非常健康的。如果皮肤很薄，表皮又松又垮，那么他的身体状况就不容乐观。检查了筋膜之后，再分局部去看其他部位的筋膜和器官的状态。

比如心肺间隔（纵隔）的筋膜就通过上肢的一些血管和前臂的内侧、上臂的内侧，以及手掌的筋膜相联系。如果此处的筋膜出了问题，那就意味着，有可能胸腔的器官某个部位有问题。另外，还要根据它的神经反射面，即每一个器官都有一些神经和体神经之间有着对应关系。它的内脏神经感觉和体表神经感觉在同一个神经节段，同一个脊髓节段传入到中枢里面。如果内脏有问题，同样也表现在其周边也有相应的变化。不但有功能上的关系，还有结构上的互相关系。比如心脏的缺血，就可以在腋窝的后壁皮下的黏膜摸到结节、索条样的改变，同时还具有很明显的压痛感。其他的部位也能发现类似的问题，包括心脏、肺、胰腺、大肠，以及女性的生殖器——子宫、输卵管、卵巢的病变都能在体表找到类似的反应区，而且都能在皮下浅筋膜层摸到结节样，或者条索样的改变。

人体的内脏器官都是悬挂在脊柱上的，各个器官和脊柱的关系都非常密切，所以中医认为在脊柱的两侧有一系列的腧穴。比如心俞、胃俞、肝俞等，实际这样的腧穴，也是古代的先人们通过总结临床诊断或治疗经验，对人体神经传入系统的一个体现，跟神经传入系统的关系非常密切。所以还要检查脊柱，检查脊柱的弯曲度够不够？有没有在哪个节段向某一方面偏斜？而且前曲后曲的曲度是不是超过了正常的范围？观察脊柱棘突有没有侧弯等等，这一系列的问题从形态上或机能上都要做一些检查，如果这个地方出问题了，而且是长时间的问题，肯定会影响内脏功能。通过一系列的检查，就可以对人体有全面的认识。包括对内脏器官的检查，从体表可以看到体内，而且在局部也可以用**触诊**的方法，如脏器的深部触诊，从而把每一个器官的状态检查出来，为以后的诊治提供参考。

通过以上的方法，再结合西医的化验检查和 **X 线**检查，就可以对人体的整个状况进行一个总体评估。有的人说，现在西医的物理检查、X 线检查、生化检查就这么多了，筋膜学检查方法的好处在哪里？很多西医的检查是要得了病以后才能达到要检测的指标，如生化检验需要的浓度。人体有直观病变以后，才能有 X 线的改变。但是筋膜状况是 X 线发现不了的，它的硬、软，有没有结节样的改变，它的血供好不好？这是没有办法检查到的。另外，从土地和植物这个画面可以感受到，很多植物的改变，它的前期往往是土地成分的改变，也就是筋膜可能首先出现问题，而不是直接表现在器官上。所以，筋膜学检查的优势体现在治未病，发现一些潜在性疾病，发现一些由于结缔组织对它的支持营养功能减弱，导致的一些疾病，比如退行性的疾病，包括一些早期肿瘤的预警，很多功能的紊乱和退化、退变，等等，对于一些慢性的疾病、潜在性的疾病，筋膜学研究奠定了基础，也可以说是对治未病奠定了很好的基础。

我们在这些理论基础上，试做了一个筋膜检查的一个表。同时也研发了一些相应的医疗器械去观察人的筋膜状况。比如人体云纹成像仪，就是专门检查人体脊柱的微小变化，它的检查敏感度非常高。用这个云纹成像仪一照，马上就能看出来它是前曲、后曲，左右发生改变甚至能看到背部肌肉是不是痉挛等功能性的改变，所以它的应用前景非常好。另外，就是红外线的检查，是通过红外线的辐射来看人体的代谢情况，通过红外线检查可以看到某一个局部，它的血液供应和它的代谢问题。筋膜内类似结节、索条样改变就是筋膜病变的开始，它可能没有器官的病变，但是它的血液供应，它的红外线诊断已经发生改变，所以说红外线检查也是发现筋膜健康状况的一种方式。

筋膜学检查通过近几年和临床结合，进行了一系列的改进，也探索了一些新的检查指标，但是真正客观定性、定位的检查还需要通过更多的临床病例来实现，从而进一步完善筋膜学检查体系。因为筋膜学检查是整个筋膜学不可分割的一部分，当基础研究做到一定程度，一定要向临床过渡的时候，筋膜学检查就是一个关键因素。

***注　释**

触诊（palpate）　是用医生手指或触觉来进行体格检查的方法。通过触、摸、按、压被检查局部、以了解体表及脏器（心、肺、肝、脾、肾、子宫等）的物理特征；如大小、轮廓、硬度、触痛、移动度及波动感等、它可以帮助医生对检查部位及脏器是否发生病变提供直观的重要依据。触诊时必须紧密结合解剖部位及脏器、组织间的关系进行分析方有诊断价值。

X 线（X-ray）　是由于原子中的电子在能量相差悬殊的两个能级之间的跃迁而产生的粒子流，是波长介于紫外线和 γ 射线之间的电磁波。其波长很短，约介于 0.01～100 埃之间。由德国物理学家 W.K.伦琴于 1895 年发现，故又称伦琴射线。

红外线（infrared）　是波长介于微波与可见光之间的电磁波，波长在 760 纳米（nm）至 1 毫米（mm）之间，比红光长的非可见光。

第二节　筋膜的仪器治疗方法和作用机制

本节就从筋膜学角度来探讨一些疑难病症的治疗原则。首先要记住三个画面，一是要把人体看成是两系统。二是要看到人体就是一个大花园，是一个生态系。三是一个点燃的蜡烛，它是一个在不断消耗的过程，其中它的灯芯就是人体的脊柱，在人体活动中，占有非常重要的部位。

知道了这三个画面以后，再进行筋膜学检查，最终发现存在病变的部位，而且这个病变的部位一定要和全身的症状相联系。比如在全身感觉非常虚弱的时候，出现了一些可能根本就不要治疗的情况，说明筋膜已经非常虚弱了，也就是这个花园的土已经非常贫瘠了，那生长在土地上的花草也就很难生长起来。经过治疗之后，大部分问题都已经解决了，只留下了一些小的问题。另外，从治疗手段来说，一定要认识到人就是一个生态系，怎么去管理好这个生态系和这个人体花园，就是将来治疗的一些总体思路。现在的整体治疗可以帮助很多需要帮助的人，不但把局部的病治好了，也可以让整体的身体状况有全面提高，而且不复发。这就是整体治疗理念，当然包括多种方法，如中医内治、中医外治、饮食、锻炼和生活习惯的全面辅导等，同时包括情绪的辅导也在里面，这是一个综合手段，然后去改变这个生态。

第三节　筋膜学对疑难病症的治疗思路

目前，人类有个非常重大的问题，也是每一个学医的人都梦寐以求的问题，怎么样突破肿瘤这个治疗难题，这是医学的巅峰，也可以说是皇冠上的明珠。实际上，中医有很多值得借鉴的东西，要用筋膜学的思路、筋膜学的方法，从整体观的角度给它进行科学化规范，因为民间会有很多消息传出来，某个医生治肿瘤有绝活，治好了很多人，大家都去找他治。具体方法也是各种各样、五花八门，到底有没有效果？可以说民间疗法有效，但是没有科学依据，所以没有办法推广。筋膜学就要分析这些传统民间治疗方法，将其中的科学因素加以提炼，进行科学整理，把这个经验上升到理论层次，将来针对治疗肿瘤会非常有希望。

治疗肿瘤也可以采用筋膜学这种管理人体花园的思路。比如这个花园里面突然长了一个毒蘑菇（肿瘤），那是什么原因？最根本的原因就是这个土地（筋膜）有问题，如果土地保养得非常好，空气又流畅，阳光又充足，毒蘑菇就长不起来。所以将来治疗和预防的时候，就要在土地上下功夫，在筋膜上下功夫。用智慧来发掘中医和民间的验方，而且要用前人留下来东方的智慧来治疗疾病。对于肿瘤，如果长在身体的某一个部位，不要先来一个斩尽杀绝的理念，然后放疗、化疗等治疗方法都用到极致，希望把它彻底清除掉，实际上是做不到的。试想如果在一个山洞里面的土地长了毒蘑菇，把它拔掉了以后它还会再长，因为土地性质没有改变，它还有一个适合肿瘤生长的一个内环境，内环境并没有消除掉，都不可能把它清除掉，因为根本的原因没有改善土地的性质，它才长肿瘤，所以在东方智慧影响下利用东方医学的基础（传统中医），两系统理论（科学化中医）去治疗肿瘤，应该有很大的希望。

思　考　题

1. 你知道哪些疑难杂症，试着讲一讲它们“难”在哪里？

2. 说说你知道的医疗器械有哪些？

3. 你经常锻炼身体吗？捏一捏自己的手臂筋膜，感受一下自己筋膜松紧和健康状态的关系。

第十三章　筋膜国际研究动态

第一节　第1～4届世界筋膜研究大会

基于越来越热的结缔组织微观研究基础，在探索筋膜网络生物学新机制的驱动下，近年来，国际生命科学界对筋膜结缔组织的研究非常快速地升温，吸引了来自临床医学、生物医学、物理治疗师、康复训练师和传统医学领域的大量学者参与，研究群体不断壮大，并逐渐发展成为一项全球性的科学研究工作。尤其以世界筋膜研究大会影响力最大，不仅会议规模不断壮大，参会人员逐年上升，而且已经形成了连续举办和定期交流的机制，充分反映了该领域的研究进展和盛况。现简单介绍如下。

第一届国际筋膜研究大会，于2007年10月4日至5日在美国哈佛大学医学院会议中心举行。这次国际会议共有来自28个国家的650多位研究人员参加，这次大会在筋膜研究的基础与临床应用研究领域，实现了良好的沟通和交流。

第二届国际筋膜研究大会，于2009年10月26日至31日在荷兰阿姆斯特丹自由大学举行，会议代表来自40个国家，共计900多人参与。在这次大会上，筋膜支架或称结缔组织网络，成为了这次会议的主要焦点。原林教授和白宇博士应邀参加了这次会议，并做大会主题演讲。

这两次会议以“常规与替代医学的基础与应用研究”为主题，研究领域涵盖了筋膜解剖学、筋膜生物力学及生理学、筋膜相关的分子生物学和细胞学、筋膜病理学和治疗学、替代疗法的筋膜机制等，几乎涵盖了所有的现代医学领域。

根据以上两次会议所做的初步统计显示，目前国际上长期开展筋膜研究的机构大约在200家以上，涉及到40多个国家，主要来自欧美知名的医学院校，其中以美国佛蒙特大学医学院、哈佛大学医学院、德国乌尔姆大学医学院和荷兰自由大学人体科学学院的研究团队最为引人注目。在这些机构中，不同领域的学者正在有计划地开展着系统的筋膜专题研究，这也意味着筋膜学学术影响在不断扩大，一个以筋膜为研究对象的崭新学科已经初具规模。《**Science**》杂志在第318卷对国际筋膜研究大会及研究情况进行了报道，特别指出：不同的研究人员尝试通过整合关于筋膜与肌肉的认识建立一个崭新的学科。

第三届国际筋膜研究大会，于2012年3月28至30日在加拿大温哥华市举行，依旧传承了前两届国际筋膜大会的精神，参会专家人数达到1300人，来自全球多个国家的筋膜研究专家、团体和临床治疗医师等汇聚一堂，以最新、最好的筋膜研究为中心展开了会议。

第四届国际筋膜研究大会，于2015年9月18日到20日在美国华盛顿特区召开。这次，我国筋膜学研究团队受邀组团参加了本次大会，我国的核心成员一共去了8人，由原林教授带队，此次参加会议的注册人数超过了2000人，分别来自60多个国家。我国筋膜学团队以筋膜学为主要内容在会场上分三次进行报告，参会人员对筋膜学研究有如此宏大的视野大为赞叹，原林教授带领的筋膜学研究团队也是本次会议上唯一的中国学术团队（图13-1）。

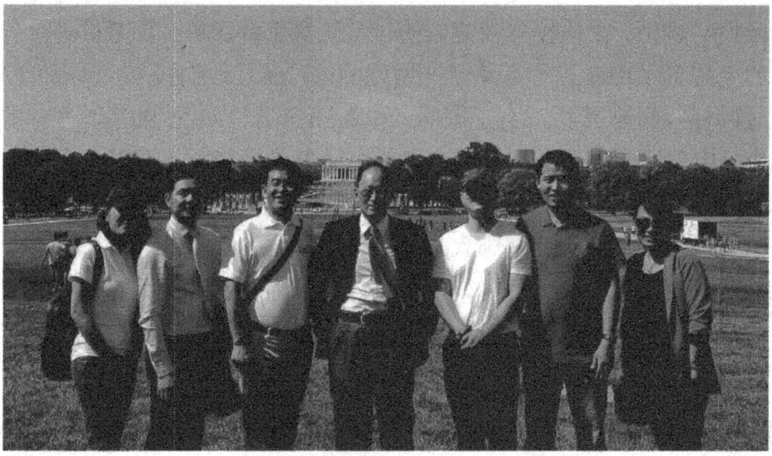

图 13-1 筋膜学研究团队在美国华盛顿特区参加第四届国际筋膜研究大会

此后，由王军博士带领筋膜学团队的杨春博士、孙伟力博士等，受邀到美国纽约与美国中医针灸协会的主要负责人进行了深入的交流（图 13-2），并对其骨干成员进行了筋膜学研究的介绍。此后不久，美国中医针灸协会会长杨大志也专程到深圳回访，双方共同策划下一步在基础与临床研究方面的密切合作。

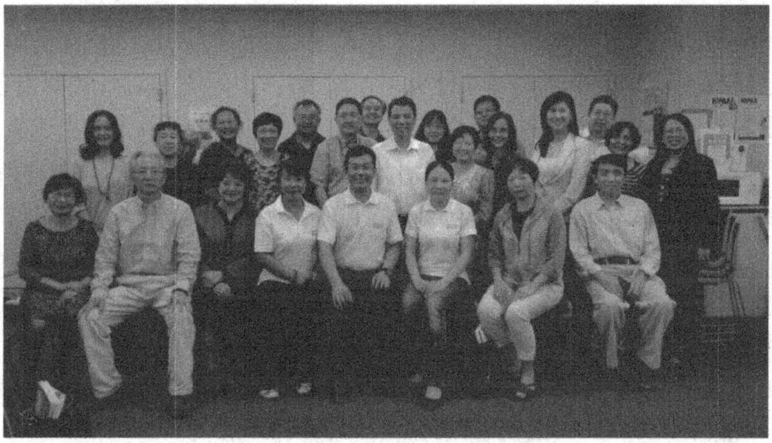

图 13-2 筋膜学团队在美国纽约与美国中医界精英们一起交流

从以上会议可以了解到，世界性的筋膜研究工作已经形成规模，国际上对筋膜的研究也已经进入起跑阶段。国际上关于“经络”的研究竞争日趋激烈，同为亚洲的韩国和日本，对经络的研究尤其重视，可以说是举全国之力对筋膜、经络相关性开展研究。其实筋膜和经络的相关性已经日趋热化，中国后续工作如果不赶紧跟上，只能坐失良机。只靠少数人的力量是无论如何难以为继的，最后会被国外的科学家后来居上，这也将给国家和民族带来巨大损失。

大家都知道，韩国和日本作为中国的近邻，在历史上他们受中华文化影响深远，日本接受的是中国唐代的文化，韩国接受的是中国明代的文化，从他们现在的体制中，可以看到很多的痕迹。韩国把中医称为韩医，企图申请世界文化遗产，日本把中医称为汉医，但他们都不叫中医，而且日韩现在是举全国之力在各个方面企图揭示中医经络的真相。经络作为中医的核心，日本和韩国分别在国内主要的高校建立相应的研究机构，比如韩国的首尔国立大学，我国筋膜学团队就曾经应他们邀请，去该校参观他们的科学研究整体进展。我国科研人员发现韩国对中医的这种苛求和企图揭示中医这种欲望是非常强烈的，而且他们投入了大量的人力、物力、财力。日本人也是同样，日本其实占有了国际上中医药市场份额的 90%以上。日本把中国成熟的一些中医配方、成药，作为他们自己的产品，面向世界销售，甚至现在中国人都去日本买中药。中国、日本和韩国，文化一脉相承，现在日本和韩国的一些科学家认为，若干年后，中国的中医药会被他们完全超越，而且中国人想学中医，需要去日本和韩国学习。所以说国人当自强，中医药已经到了生死存亡的关键时刻，作为炎黄子孙、华夏儿女应该努力早日把中医的科学问题解决，这样才能够不愧对先人对中国文化所做出巨大的贡献。

***注 释**

《Science》杂志 由美国科学促进会出版的一份学术期刊，为全世界最权威的学术期刊之一。《**Science**》是发表最好的原始研究论文、以及综述和分析当前研究和科学政策的同行评议的期刊之一。该杂志于 1880 年由爱迪生投资 1 万美元创办，于 1894 年成为美国最大的科学团体“美国科学促进会”（American Association for the Advancement of Science，AAAS）的官方刊物。全年共 51 期，为周刊，全球发行量超过 150 万份。

第二节 国际筋膜临床进展——干针崛起

近年来，美国出现了一种被称为“**干针**”的简易针刺疗法。由于西医的康复师、物理治疗师的推动，已经有美国几十个州允许非针灸师使用该疗法，这在美国针灸圈引起了轩然大波。

“干针”是相对“湿针”而言的一个新名词。早年西医采用了局部注射激素止痛药，或者麻醉药来治疗各种疼痛，也就是常说的封闭之类。后来发现有时注射的药物种类并不重要，即使注射**生理盐水**也同样有效。再进一步研究发现，仅用注射针头刺入肌肉，而不注射任何液体，也有止痛的效果，所以该疗法被称为“干针”。直到近年，以美国为首的西方国家“干针”治疗师们，干脆采用注射针头，刺入肌肉筋膜组织的“**激痛点**”，来松解病理性的肌紧张等临床症状，这种治疗方法对肌筋膜疼痛效果非常明显。可以说“干针”是一种以针刺肌肉筋膜上的压痛点，也就是激痛点为特点的针刺术，它完全不按照中医经络穴位的走形分布为依据，而这些肌肉筋膜局部的压痛点其实在中医针灸中被称为阿是穴。

在美国，“干针”是物理治疗师近几年才开始推广，并且广泛使用的一种疗法。物理治疗师，简称理疗师。美国理疗师培训一般学制是三年，它不属于医学院毕业，也不属于临床医师。值得一提的是，在中国，尤其是在东部地区，“干针”实际上又是针灸的俗称。西方的理疗师认为，“干针”不是针灸，这是什么原因呢？因为自西方针灸热兴起以来，在许多国家，针灸早已成为立法管理的一种医疗职业，必须有合法的针灸执照者，才能从事针灸的治疗。“干针”在美国等地之所以成为争议，在于理疗师以及其他行业人员，比如整脊师、康复师、运动训练师等想以“干针”的名义，通过简单的培训，绕过针灸执照，而从事针刺治疗。

而理疗师的教学课程并不包括普通针灸学院的基本课程，绝大多数理疗师仅仅学习几十个小时相应的“干针”课程，便可以获得“干针”的操作“资格”。为了绕开法律的障碍，近年来美国物理治疗师学会开始在美国各州游说，通过各州的医疗或理疗师管理局，来修改理疗师的执业条例，允许理疗师临床上使用类似“干针”的治疗手段。目前，美国有二十多个州通过了理疗师可以用“干针”的管理条例。更为艰难的是，有些州已经通过立法允许理疗师从事“干针”治疗，这种情况下已经很难逆转，对美国针灸行业造成了严重的伤害。

其实，关于海外的“干针”与针灸之争，不仅仅是执业范围的法律之争，更深层的问题在于，西方针灸发展开始出现了去中医化的倾向，一些人试图废弃一切中医理论和相应的名词，在西方，这些行业的人数目前是针灸师的数十倍。应该承认，中医药文化的代表针灸已经传播到了世界上183个国家和地区。针灸在美国从无人问津的“东方民间疗法”，发展到现在成为各医疗行业都争抢使用的“香饽饽”。这本来是一件大好事，也同时充分说明了针灸的临床价值。但是，面对近几年，近30万理疗师从业者的“干针”攻势，仅有2万多人的美国针灸师行业已经明显感受到了危机。如果“干针”替代针灸在美国逐渐普及起来，那么必将会对西方乃至世界各地产生重大影响，并同时在世界范围内缩小中医针灸的市场，为中医国际化带来严重障碍。

目前的好消息是，针对干针的攻势，海外的中医针灸界已出现了空前团结的局面，全美及各州的行业协会已经达成了共识，要通过法律诉讼、职业教育、公众宣传及患者咨询等途径，禁止无针灸执照者从事类似针灸的治疗，也不允许任何人打着“干针”的旗号，非法行医或非法教学。美国针灸界目前正在准备对理疗师行业非法使用“干针”提起全面法律诉讼，二十多个美国主要有关的针灸行业协会已经全面联合起来，要求各针灸从业人员向所在州的州长、议员们写信，表达诉求，利用一切可以利用的资源向“干针”宣战。但我们也知道，这条路将会十分的艰难，美国针灸界与“干针”的法律之争的道路还会很漫长，将如何争执下去？我们只能拭目以待，期盼在美国的中医师们能够获得胜利。

***注　释**

干针（Dry Needling）　是指不使用任何药物或注射用水，而只是应用注射器针头，对激痛点（trigger point）进行针刺的方法。主要用于治疗肌筋膜疼痛综合征。是继传统针灸疗法以后，不需要传统针灸理论进行指导的西方针刺疗法，在西方，它又是医学针刺疗法的代名词。

生理盐水（stroke-physiological saline solution）　是指生理学实验或临床上常用的渗透压与动物或人体血浆的渗透压相等的氯化钠溶液。浓度：用于两栖类动物时是0.67%～0.70%，用于哺乳类动物和人体时是0.85%～0.9%。人们平常点滴用的氯化钠注射液浓度是0.9%，可以当成生理盐水使用。其渗透压与人体血液近似，钠的含量也与血浆相近，但氯的含量却明显高于血浆内氯的含量，因此生理盐水只是比较合乎生理，其用途为供给电解质和维持体液的张力。亦可外用，如清洁伤口或换药时应用。0.9%的生理盐水可维持细胞的正常形态。

激痛点　源于英文的Trigger Point的中文译名，也有译作触发点或扳机点，它是指骨骼肌肉可触及之紧绷筋膜所含的局部高度敏感的压痛点。有关激痛点的理论，是西方针刺疗法的理论基础。

第三节　筋膜学架起中西医学互通的桥梁

筋膜学是从生物学的角度来研究中国传统医学理论的学术领域。其目的就是达成中医和西医在医学科学层面的统一。用筋膜学接轨中国的核心价值观，其实就是“一阴一阳谓之道”。从人体结构的两系统理论解释阴阳学说，阴阳其实就是支持与储备系统和功能系统。人的生命周期与寿命的关系就是筋膜学与中医内经的关系，筋膜的支架与经络的物质基础也是相对应的。在物质循环与五行等关键性科学问题上，如果达成统一，那么“筋膜学——中医科学化新模式”，就将为中医和西医的融合奠定基础，将医学研究提高到一个新的三维层次（结构-功能-寿命）。

众所周知，西医是按照功能和结构研究生物的个体，中医研究的生命周期，其实就是寿命，如果把这两者融合在一起，那就是把西医的二维研究模式转变为三维研究模式。达尔文进化论的提出，使西方古代医学从经验和知识结构零散的慢车道迈向了系统和完整的生物科学发展的快车道，现代生物医学主要就是沿着两条轴线建立了基础医学的学科体系框架。

西医通过结构和功能研究人体。结构也叫作形态学科，包括解剖学、组织学、细胞学和亚细胞结构研究等，甚至包括蛋白质组学和基因组学，它们都属于形态学科的范畴。功能叫作机能学科，包括生理学、病理生理、生物信息学等。这两个学科都已经发生过一系列的重大科学进步，从历年来的**诺贝尔**生理学或医学奖中，可见一斑。这充分体现了达尔文进化论的研究思路是从结构和功能两条轴线进行的，所以，一个西医就是一个二维研究模式。但是达尔文进化论模式，它缺失了一条非常重要的轴线，也就是达尔文先生一个重大的疏漏，他没有关注到一个生命个体的寿命为什么不同，所以，生命的时空轴也可以叫寿命轴。达尔文先生在对各种生物进行研究和观察的过程中，从来都没有涉及到不同生物物种之间的生存时间的差异，也就是说寿命的差异。进化论也没有研究人类或与人类关系密切的高等生物这些物种之间生命周期的巨大差别，更没有谈及生命周期差别的结构基础和内在因素。

其实筋膜学的研究对象是全身的非特异性结缔组织支架，在筋膜学的基础上又提出人体结构的两系统理论。人体可以更简单地看成功能系统和支持与储备系统。正是有针对性地弥补了达尔文进化论研究的上述缺失，补充了生物进化的另外一个重要轴线：个体生命的时空轴，也就是寿命轴。每个不同的生物都是在进化的过程中，通过筋膜的不断完善，从而维持较长的生命周期。《黄帝内经·素问》中的“上古天真论”，黄帝与**岐伯**探讨的问题就是，如何从个体的角度延长自己的寿命，而且也探讨了寿命为什么会有长短之分，之后的内容就是围绕这个轴线进行探讨。论述古人对寿命长短的认识，以及各种内在、外在原因对寿命的影响，最后提出中医对人体进行干预的各种手段和思路等，这就是《黄帝内经》的主要内容。

从达尔文先生进化论中对寿命的缺失到《黄帝内经》对寿命的认识，从这两者中间就很容易把生物医学研究的模式从二维功能和结构上升到三维，如此一来这个体系才能更加完善，也就是说筋膜学找到了中医理论的生物医学定位。中医侧重的是个体生命的时空轴，也就是生物的寿命，从中医理论引入筋膜学，会使其成为生物医学研究中的一种三维模式。中医在治疗疾病的时候，更加注重机体的整体观，而对具体病变部位的针对性不强。在临床疗效中，反映了中医治病的一些特点，疗效比较慢，副作用相对也比较小。

西医的各种疗法同样也存在弊端，西医只注重对病因的针对性处理，也就是临床说的对症治疗，它对机体整体的影响和关注度严重不够，已经带来了日益严重的后果。如因病毒、细菌不断变异造成的耐药性，为此又不得不投入大量的人力、物力、财力来开发对新细菌病毒的一些对抗的手段。如今已经形成了一个恶性循环，而且使疾病治疗的成本大幅度提高。近年来，世界各地已经频繁地出现**超级病毒**、**超级细菌**等现象。超级病毒、超级细菌就是说目前没有药物能够准确地杀灭这样的病毒、细菌。本书之所以提出人体结构两系统理论和筋膜学研究方向，目的就是让广大的医学工作者能够更加全面地认识人体，也就是从三维的角度来研究和了解人体，最终对人体的健康状态和疾病的治疗提高到一个新的、更高的水平。

筋膜学从发现人体经络的解剖学物质基础入手，通过对发育生物学、生物进化论的科学推理，提出了人体结构的两系统理论，指明了医学研究的一个新方向。筋膜学既弥补了达尔文进化论思想在观察生物视角中的缺失，同时也揭示了中医最基本科学理论的内涵，真正从生物医学的角度将现代医学和传统医学有机地结合在同一个框架中，使生物医学研究从单纯地注重生物的生存，进入到如何令生命更长周期地生存。通过筋膜学来研究这些问题，相信一定能有一个崭新的医学局面。

*注　释

阿尔弗雷德·伯纳德·诺贝尔（1833.10.21—1896.12.10）　瑞典化学家、工程师、发明家、军工装备制造商和炸药的发明者。诺贝尔生前拥有 Bofors（卜福斯）公司，此公司拥有 350 年历史，此前主要生产钢铁。诺贝尔拥有 Bofors 后把公司主要产品方向改为生产军工产品，在第二次世界大战中该公司多项产品曾授权多国生产，并受军队广泛好评。诺贝尔一生拥有 355 项专利发明，并在欧美等五大洲 20 个国家开设了约 100 家公司和工厂，积累了巨额财富。在他逝世的前一年，立嘱将其遗产的大部分（约 920 万美元）作为基金，将每年所得利息分为 5 份，设立物理、化学、生理或医学、文学及和平 5 种奖金（即诺贝尔奖），授予世界各国在这些领域对人类做出重大贡献的人。

生物信息学（Bioinformatics）　是研究生物信息的采集、处理、存储、传播、分析和解释等各方面的学科，也是随着生命科学和计算机科学的迅猛发展，由生命科学和计算机科学相结合形成的一门新学科。它通过综合利用生物学、计算机科学和信息技术揭示大量而复杂的生物数据所赋有的生物学奥秘。

岐伯　中国上古时期最有声望的医学家，后世尊称为“华夏中医始祖”。《帝王世纪》载：“(黄帝）又使岐伯尝味百草。典医疗疾，今经方、本草之书咸出焉。”宋代医学校勘学家林亿等在《重广补注黄帝内经素问·序》中强调：“救民之瘼，恤民之隐者，上主之深仁，在昔黄帝之御极也。……乃与岐伯上穷天纪，下极地理，远取诸物，近取诸身，更相问难，垂法以福万世，于是雷公之伦，授业传之，而《内经》作矣。”今传《素问》基本上是黄帝询问，岐伯作答，以阐述医学理论，显示了岐伯高深的医学造诣。中国传统医学素称“岐黄”，或谓“岐黄之术”，岐伯当属首要地位。

超级病菌　是一种耐药性细菌。这种超级病菌能在人身上造成脓疮和毒疱，甚至逐渐使人体肌肉坏死。更可怕的是，抗生素药物对它不起作用，病人会因为感染而引起可怕的炎症、高热、痉挛、昏迷直至死亡。这种病菌的可怕之处并不在于它对人的杀伤力，而是它对普通灭菌药物——抗生素的抵抗能力，对这种病菌，目前几乎无药可用。

思　考　题

1. 你知道哪些知名的国际生物会议？
2. 请问“干针”和中医传统的针灸有什么区别？
3. 为什么说筋膜学是中西医沟通的桥梁？

第十四章　筋膜学的学科构建

第一节　筋膜学学科框架设计

在前面的筋膜学学习中，本书提出了一种新的解剖学研究方法，就是人体结构的两系统理论。在传统对人体认识的基础上，本书提出把人体可以看成两个最基本的系统，一个是由未分化的筋膜所形成的一个软性支架。另一个就是被这个支架包绕和支持的功能细胞。对解剖学的学术地位，前文已经进行了阐述。本书认为解剖学在整个的医学学科体系中处于一个基础的位置，就像一座大楼的地基，筋膜学的提出对解剖学的内容进行了补充。目前世界上对全身筋膜的分布缺乏认识，对构成人体的一些重要的器官，比如心、肝、脾、肺、肾的筋膜分布，现在也没有系统的研究。所以在筋膜学的研究方面，还有很长的路要走。

以前医学界认为肾脏的脂肪囊只是起到缓冲保护作用，但是从筋膜学的角度来看，脂肪囊不仅仅是起到缓冲保护作用，它对肾脏的功能以及微损伤的修复都可能有着重要作用。以前的解剖学研究中，都是把结缔组织作为一些无关紧要的组织给排除在研究之外，现在科研人员要把这方面重视起来。

筋膜学研究者在和广大临床医生接触的过程中，还发现临床上目前对眼球的脂肪垫的作用认识不足。临床上已经发现，用针灸的毫针刺激眼球后的脂肪垫，可以对弱视等眼部的病变起到出人意料的治疗作用。所以说解剖学在筋膜学的领域还有很大的研究空间。

从组织学的角度来讲，科研人员对筋膜的关注也是不足的，筋膜在组织学中也没有明确的定义和分类。比如肌腱、腱膜、骨骼、软骨以及血液、淋巴液，这些在广义筋膜里面都属于筋膜，但是应该划分到已分化的筋膜中。另外还有器官筋膜，这些筋膜构成了器官的一部分。再比如肠管、黏膜下层的筋膜，这些可以叫作结构筋膜，跟器官性筋膜也非常不同。所以说对筋膜的分类还有很大的研究空间，在学术上应该进行重新分类。另外，对各个器官、组织中筋膜的含量以及在不同年龄层次中的分布情况，在男、女之间的差异，也没有研究清楚。所以，不管从组织学和分类学上，还是从定性的角度，筋膜学都有非常大的研究空间。

从病理学方面来讲，**病理学**对临床的诊断和治疗有非常重要的指导意义。比如对肿瘤的诊断以往都要看到肿瘤细胞才能确诊是肿瘤，但是现在从筋膜学的角度看，肿瘤细胞也作为一种功能细胞，它是在支持与储备系统，也就是筋膜的包绕下生存的。如果功能细胞发生了变化，肯定是首先表现在支持与储备系统的变化，将来可能通过对筋膜结缔组织的观察就可以诊断肿瘤。

很多疾病的发生发展都和筋膜组织的变化密切相关。医学工作者对筋膜的重视，就好像植物对土地的重视一样。筋膜学在各个医学学科都可以找到新的研究空间和突破点，医学工作者要利用好筋膜学，以此来支撑伟大中医的全面复兴。

***注　释**

病理学（pathology）　是研究人体疾病发生的原因、发生机制、发展规律以及疾病过程中机体的形态结构、功能代谢变化和病变转归的一门基础医学科学。正因如此，病理学一直被视为是基础医学与临床医学之间的“桥梁学科”，充分表明了它在医学中不可替代的重要作用，这是由病理学的性质和任务所决定的。

第二节 欧洲文艺复兴对当今社会的启迪

现代西医的兴起是有其历史原因的，医学工作者应该从这个过程中来看现代医学的崛起，向西方学习先进的方法和理念。

西医的崛起离不开文艺复兴运动，现代医学取得的很多成就都是从文艺复兴开始埋下种子的。西方文艺复兴主要包括三个方面的内容：文艺复兴、**宗教改革**和**启蒙运动**。

文艺复兴是整个文艺复兴运动的出发点，当时涌现了一大批不同于以往的艺术和文化方面的人才，当时人们为了打破枷锁，进行了思想解放。我们要学习的是，对西方现有的科学定义、定理，我们要重新审视它们的合理性。比如人体解剖的两系统理论，就和原来所定的框架所不一样。另外，还注意到，在西方医学中进入 20 世纪以后，大量的人力、物力都投入到所谓的高精尖方面了。

20 世纪是分子生物学、基因研究飞速发展的时代，但是却越来越少有人关注传统的基础学科解剖学、组织学和病理学等。在医学教学中，也越来越不重视这些基础课程。东方医学中的“阴阳”、“五行”的概念都是一些哲学思想，要加以利用和提高。本书认为支持与储备系统是阴，功能系统是阳，都要结合古人的智慧和现代科技去进行研究。

文艺复兴的第二个重要内涵是宗教改革，宗教改革的目的是为了改变宗教束缚思想的现状。要发展新的科学，就需要科学的思想指导，如果一切都由宗教控制，那么社会发展都很缓慢，更别说科学发展。科学发展是需要时间的，从筋膜学提出到现在，时间已经过去 15 年，仅凭少数研究者的力量是远远不够的，需要更多的人来共同构建这个新的学科大厦。这可能需要几代人的努力才能建立一个全新的学科体系。

文艺复兴的第三个重要内涵叫作启蒙运动。启蒙运动实际上是对全社会的一个科学启蒙，通过让人们了解科学，来达到破除愚昧的目的。实际上本书做的工作也是半科普性质的。这是非常重要的工作，对提升群众的科学素养和身体健康有着重要意义。专业人员会针对不同的人群开办学习班、培训班和研讨会，通过一系列的活动进行科普教育、科普推广，让人们对自身有更深入的了解。这就是我们在借鉴西方文艺复兴运动的时候，提出构建中医科学化体系主要的内涵和做法。

*注 释

启蒙运动 通常是指在 18 世纪初至 1789 年法国大革命期间的一个新思维不断涌现的时代，与理性主义等一起构成一个较长的文化运动时期。这个时期的启蒙运动覆盖了各个知识领域，如自然科学、哲学、伦理学、政治学、经济学、历史学、文学、教育学，等等。启蒙运动同时为美国独立战争与法国大革命提供了框架，并且导致了资本主义和社会主义的兴起，与音乐史上的巴洛克时期以及艺术史上的新古典主义时期是同一时期。在文艺复兴运动的推动下，自然科学取得很大进展，科学家们揭示了许多自然界的奥秘，天主教会的很多说教不攻自破，人们有了更多的自信。

第三节 示范筋膜学临床检查方法

学习了前面的筋膜学基础知识，下面本书就以科普的方式，带大家一起评估一下自身的身体状况。

具体的方法是将你的右手放在左手前臂的外侧，然后用食指和拇指把皮肤捏起来，看看两个手指之间皮肤的厚度有多少。如果两个手指之间的皮肤很薄，说明你的皮下组织非常少，或者说比较枯竭。如果你捏的时候十分紧实，很难捏起来，或者捏起来的皮肤很厚，如果超过了1.5cm，说明你的皮肤和皮下筋膜是相当的丰富的，证明你的身体是健康的。对于婴幼儿和老年人，同样可以用类似的方法检查他们的身体状况。

现代都市人经常会得一些不知名的疾病，一般都称作亚健康状态。实际上亚健康的定义范围很广，很多说不出病因的身体或心理上的变化，以及各种器官功能低下的状态，都可以叫作亚健康。亚健康状态会出现一些很奇怪的症状，比如痉挛性斜颈，脖子一会歪到一边去了，而且说话时双手就不由自主地运动，张牙舞爪并且挤眉弄眼。严重者影响到人的生存质量，甚至影响一个人的家庭。这种情况往往都和筋膜的健康状况密切相关。另外，筋膜的健康状况与内脏的健康、肿瘤的发生也有密切的联系，

随着生活水平的提高，人们对自身的健康状况越来越关注。尤其是人体的心、肺、肾等重要器官的健康状况，也越来越多地受到人们的关注。下文就学习一下如何检查自己的心脏是否有问题，具体做法是：用你的右手去摸左腋窝的后壁，如果稍微用力，就感觉到非常痛的时候，就要注意你的心脏了。另外，在摸的时候，两个手指头进行滑动，如果发现皮下和皮肤里面有一些颗粒状的物质，比如索条状的一些结构，这些就是筋膜，说明筋膜形态已经发生改变了，这就反映你左侧心脏冠状血管可能处于一种缺血状态。同样，用左手食指和拇指来按压右侧腋窝的后壁，就可以反映你右侧心脏冠状血管的供血情况。

还有一点就是胸前左侧第四、五肋间，用食指的指腹来回按压，然后搓动一下，如果感觉到疼痛，或者有一些颗粒状的筋膜颗粒、索条样的改变，就反映心脏中**前降支**血管对心脏的供血不足。然后用手指在腹壁、左侧肋弓下方的腹壁上用两个手指头不断地搓揉，在揉的过程中，感受这部分腹壁下面的筋膜是不是也有颗粒样变和索条样变。如果在滑动的时候有压痛感，有颗粒状索条样变，就反映心脏的供血不足，也就是后降支血管对心脏的供血不足。

另外，还有一些重要器官，如肝、脾、胃、小肠、大肠及女性的内生殖器，都可以从筋膜学的角度去开发自我检查和专业检查的一些方法，同时研究者也开发了一些筋膜学理论应用的设备和仪器。比如检查脊柱的一个云纹图像仪，检测身体筋膜代谢状况的一个红外图像仪，这些方法都是建立在筋膜学这个大的学科体系中进行的。

*注 释

前降支（anterior descending artery） 冠状动脉的前室间支，似为左冠状动脉的直接延续，沿前室间沟下行，其始段位于肺动脉始部的左后方，被肺动脉始部掩盖，其末梢多数绕过心尖切迹止于后室间沟下 1/3，部分止于中 1/3 或心尖切迹，可与后室间支末梢吻合。前室间支及其分支分布于左心室前壁、前乳头肌、心尖、右心室前壁一小部分，室间隔的前 2/3 以及心传导系的右束支和左束支的前半。

思　考　题

1. 筋膜学在将来如何诊断肿瘤等疾病？
2. 文艺复兴三杰是哪三位历史人物？他们分别对文艺复兴有什么贡献？
3. 筋膜学临床检查方法的依据是什么？

第十五章　解读人体物质循环再利用机制

第一节　重新认识人体淋巴系统

人体物质的循环再利用机制是人体代谢所必需的机制。人的细胞是以干细胞为原始细胞，干细胞通过增殖分化，变成功能细胞，功能细胞在完成了功能以后，就进入衰亡阶段，最后衰亡的细胞进行崩解。崩解有两个过程，比如体表的和胃肠道、呼吸道的上皮，脱落了以后就通过洗澡或者消化道直接排出体外了。但是人体的大部分成分是在体内，也就是中胚层范围，这个范围占了人体绝大部分的体重。这里面的功能细胞也要经过生、老、病、死过程，当它死亡，崩解以后，它们的出处是什么？它们的去处在哪里？这就涉及体内的回收机制。在这个回收机制里，最强调的是两个系统，通过**淋巴**组织和静脉进行回收。目前，对淋巴回收的研究还有很多不足的地方，接下来就看一看淋巴是如何回收的。

淋巴的分布范围就是毛细淋巴管的分布范围，但对于淋巴管的密集程度还没有进行相关的研究，对于中枢神经系统、人体的内耳、眼睛的淋巴的回收方式也没有研究清楚。通过人体结构两系统理论，就是从筋膜学的角度了解到，人体的所有功能细胞都要进行更新，它们在更新中维持数量和功能的稳定。

毛细淋巴管在结缔组织是以盲端的形式开始出现的，实际上毛细淋巴管只有两种主要的细胞，一种是**内皮细胞**，另一种是**巨噬细胞**（图 15-1）。巨噬细胞可以通过吞噬作用，将体内的细胞和组织碎片消化掉，因为这些碎片会导致体内**渗透压**的升高。渗透压分为两种：一种是晶体渗透压，是由各种盐类物质所形成的；另外一种是胶体渗透压，由大分子的物质所形成。渗透压会导致局部的组织液向淋巴管中回流，导致淋巴管处于扩张状态。

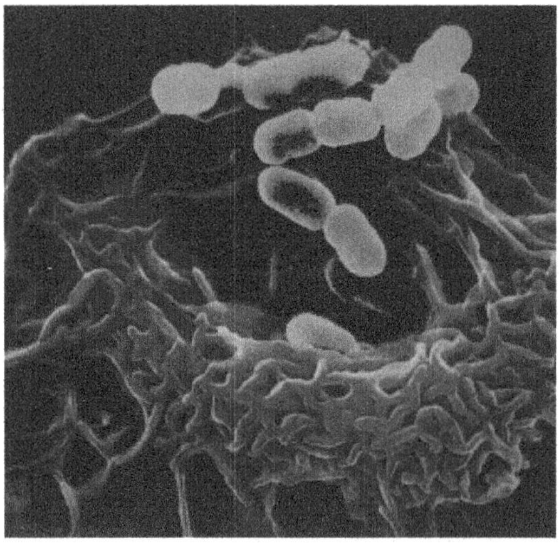

图 15-1　巨噬细胞

在以往的研究中，关于毛细淋巴管的位置并没有研究清楚。通过筋膜学研究发现，凡是代谢旺盛的地方都有毛细淋巴管；凡是有结缔组织支架的部位，都有毛细淋巴管；从理论上一句话就把这个问题解决了。另外，有些部位的毛细淋巴管代谢非常快，比如脑脊液循环系统，它就是一个扩大化并特化的有非常强功能的毛细淋巴管，因为它具备了毛细淋巴管所具备的一切结构。如产生毛细淋巴液的蛛网膜静脉丛（**脉络丛**），它在脑室里面是一团血管团，这个部位就会产生脑脊液，然后脑脊液通过脑室孔，再通过蛛网膜下腔，渐渐循环到矢状窦。在矢状窦部位有一个特殊的结构，叫作蛛网膜颗粒，蛛网膜颗粒是由大量的巨噬细胞聚集所形成的结构。

通过对脑脊液循环途径的认识，研究者解决了生命科学中两个重大的问题。第一个问题是脑脊液循环动力的来源，第二就是认识到大脑器官是一个高速代谢的器官。另外，像内耳的淋巴循环、眼球房水的循环，都可以找到类似的结构，对淋巴循环的研究还有很多问题等待研究者去解决。

这些物质通过淋巴液回收了以后，还要通过一系列的管道进入到静脉中，然后通过静脉循环进入到血液循环中，最后通过脾动脉输送到脾。脾动脉输送到脾血窦里面后，血流就变慢了，通过脾血窦里面大量的淋巴细胞和巨噬细胞对其中的大分子物质进行进一步的过滤和消化，这些大分子转变成小分子物质后，由门静脉的管道运输到肝脏中进一步消化，这些物质经过肝脏的处理后，可以把有毒物质变成无毒物质排出体外。

医学上把人体对营养物质的回收分成两个部分。第一个部分，通过脾静脉回收再利用的部分，叫作内消化系统；另外一个部分，通过肠系膜上静脉所回收的部分，也就是通过饮食吸收的过程，叫作外消化系统，内、外消化系统一起组成人体物质的消化吸收系统。这样一来，就发现一个很有趣的现象，内消化系统和免疫系统用的是同一套淋巴结构。当内消化系统功能强的时候，它的免疫功能也强，当内消化系统功能弱的时候，它的免疫系统功能也就相对的弱。这就是说明了一点，如果暴饮暴食，就会给消化系统造成负担，进而影响免疫系统的功能，导致身体各种机能下降，首先是清除能力下降，然后免疫功能也会下降。

*注　释

淋巴（lymph）　也叫淋巴液，是人和动物体内的无色透明液体，内含淋巴细胞，部分由组织液渗入淋巴管后形成。淋巴管是跟静脉相似的管状结构，分布在全身各部。淋巴在淋巴管内循环，最后流入静脉，部分组织液经此流入血液往复循环。淋巴存在于人体的各个部位，对于人体的免疫系统有着至关重要的作用。

内皮细胞　是分布在脑、淋巴结、肺、肝脏、脾脏等器官组织中的一些有共同特点的吞噬细胞的总称，它们吞噬异物、细菌、坏死和衰老的组织，还参与集体免疫活动。用高倍镜观察肠系膜上的毛细血管可见到内皮细胞，内皮细胞较间皮细胞小，排列紧密。内皮细胞亦控制一些物质，如白细胞进出血管。在某些器官，有一些高度分化的内皮细胞负责特别的过滤功能。

巨噬细胞（macrophages）　是一种位于组织内的白细胞，源自单核细胞，而单核细胞又来源于骨髓中的前体细胞。巨噬细胞和单核细胞皆为吞噬细胞，在脊椎动物体内参与非特异性防卫（先天性免疫）和特异性防卫（细胞免疫）。它们的主要功能是以固定细胞或游离细胞的形式对细胞残片及病原体进行噬菌作用（即吞噬及消化），并激活淋巴球或其他免疫细胞，令其对病原体作出反应。

渗透压（osmotic pressure）　是对于两侧水溶液浓度不同的半透膜，为了阻止水从低浓度一侧渗透到高浓度一侧而在高浓度一侧施加的最小额外压强称为渗透压，渗透压与溶液中不能通过半透膜的微粒数目和环境温度有关。

脉络丛　在脑室的一定部位，软脑膜及其上的血管与室管膜上皮共同构成脉络组织，其中有些部位血管反复分支成丛，连同其表面的软脑膜和室管膜上皮一起突入脑室形成脉络丛，为产生脑脊液的主要结构。

第二节　重新认识人体门脉系统

上一节介绍了人体物质循环的基本机制，那么在临床上有哪些相关的应用呢？

比如患了淋巴性水肿之后，淋巴管的回收功能减弱，它在皮下筋膜间隙内就会储存大量的水分，这些水分不被淋巴管吸收，主要原因是巨噬细胞的功能下降。另外，其他一些由于淋巴循环不畅，很多因素也都是由于巨噬细胞功能减弱造成的。比如有一种病叫作小儿脑积水，就是孩子生出来以后，脑袋长得越来越大，主要是脑室里面积了大量的脑脊液，脑脊液排不出去。以前对这个病认识不清，认为是哪个部位堵着了，治疗方法也非常简单，通过引流把它直接引到静脉里去，实际上这种引流方式很不科学，会出现很多后遗症。但是如果从巨噬细胞泵的功能着手，对于脑积水的患儿，将来要激活位于蛛网膜颗粒里面大量的巨噬细胞的功能，巨噬细胞功能发挥了，积水自然也就出来了。

另外在我国，很多身体健康问题都是肥胖导致的。比如**抑郁症**、**自闭症**、免疫功能低下、小儿糖尿病、青壮年行动迟缓，甚至中老年人的高血压、高血脂，都和饮食有密切的关系。我国社会正在飞速发展，大多数人已经不用为吃饭发愁，但是却没有控制饮食，所以导致很多人的饮食结构不健康，从而引发一系列的疾病。

大脑是控制情感、运动的中枢，对于人体重要的意义不言而喻。脑研究也是世界生物医学研究的重点。究竟什么样的大脑是最聪明的呢？之前有科学家研究过 20 世纪伟大的物理学家**爱因斯坦**的大脑，想证明爱因斯坦异于常人的思维能力是因为大脑结构不同所带来的，但是却没有取得什么发现。其实用筋膜学的方法，可以测量爱因斯坦颅骨上被蛛网膜颗粒挤压的大小和容量，这样就会反映出它的更新、清除能力的大小。也就是说爱因斯坦的大脑在蛛网膜颗粒里面肯定包绕了大量的巨噬细胞，所以它的清除能力要比别人强，从而说明爱因斯坦的思维能够如此清晰和超前。

筋膜学提供的思路是为现代人服务的，现在要提升大脑的工作效率，不但保证要有充足的干细胞向脑细胞、脑组织的转化，还要建立激活一个强大的系统，来清除已经老化、死亡的脑细胞，然后通过**脑脊液循环**系统把它清除出去，还人体一个高效、清洁的一个大脑。

另外，通过这个系统的连接，对于很多疑难病症的处理都有一个新的思路。比如应激性耳聋，就是人突然受到精神上的打击后耳朵就听不见了，这就是应激性耳聋。实际上现在看来，就是由于在情绪打击的情况下，对巨噬细胞的功能产生了抑制作用，这样使内耳的功能也下降。很多**青光眼**、**眼底病**的发病机制也是如此，那么将来对于青光眼的治疗，也要从巨噬细胞上入手。

*注　释

抑郁症（depression）　也叫抑郁性障碍，是由各种原因引起的以抑郁为主要症状的一组心理障碍或情感性障碍。抑郁症患者中有 10%～15%面临自杀的危险，每次发作持续至少 2 周以上，甚或数年，多数病例有反复发作的倾向，每次发作大多数可以缓解，部分可有残留症状或转为慢性。

自闭症（autism）　又称孤独症或孤独性障碍（autistic disorder）等，是广泛性发育障碍（pervasive developmental disorder，PDD）的代表性疾病。用来说明曾为正常人但却突然无法再与他人沟通且具有极端孤立的成人精神分裂症患者。《DSM-IV-TR》将 PDD 分为 5 种：孤独性障碍、Retts 综合征、童年瓦解性障碍、Asperger 综合征和未特定的 PDD。其中，孤独性障碍与 Asperger 综合征较为常见。约有 3/4 的患者伴有明显的精神发育迟滞，部分患儿在一般性智力落后的背景下某方面具有较好的能力。

爱因斯坦（1879 年—1955 年）　美籍德国犹太人。他创立了代表现代科学的相对论，并为核能开发奠定了理论基础，开创了现代科学新纪元，被公认为自伽利略、牛顿以来最伟大的科学家、思想家。1921年诺贝尔物理学奖获得者。现代物理学的开创者和奠基人，相对论——“质能关系”的提出者，“决定论量子力学诠释”的捍卫者（振动的粒子）—不掷骰子的上帝。1940年写了一篇著名论文——“我不信仰一个人格化的神。”1999年12月26日，爱因斯坦被美国《时代周刊》评选为“世纪伟人”，爱因斯坦是世界上最伟大的科学家之一。

脑脊液循环 中枢神经系统内无淋巴液，而代之为脑脊液（cerebral spinal fluid，CSF），脑脊液充满脑室系统、蛛网膜下隙和脊髓中央管内的无色透明液体。其内含多种浓度不等的无机离子、葡萄糖、微量蛋白和少量淋巴细胞，pH为7.4，对中枢神经系统起缓冲、保护、运输代谢产物和调节颅内压等作用。脑脊液总量在成人平均约150ml。它处于不断产生、循环和回流的平衡状态中。侧脑室脉络丛产生的脑脊液经室间孔流至第三脑室，与第三脑室脉络丛产生的脑脊液一起，经中脑水管流入第四脑室，再汇合第四脑室脉络丛产生的脑脊液一起经第四脑室正中孔和两个外侧孔流入蛛网膜下隙，然后脑脊液再沿此隙流向大脑背面的蛛网膜下隙，经蛛网膜粒渗透到硬脑膜窦（主要是上矢状窦）内，回流入血液中。

青光眼 是指眼内压间断或持续升高的一种常见疑难眼病。该病发病迅速、危害性大、随时可导致失明。持续的高眼压可以给眼球各部分组织和视功能带来损害导致视神经萎缩、视野缩小、视力减退，失明只是时间的迟早而已。在急性发作期24～48小时即可完全失明。如不及时治疗，视野可以全部丧失而至失明。青光眼是导致人类失明的三大致盲眼病之一，总人群发病率为1%，45岁以后为2%。

眼底病 眼球前面的角膜、虹膜、晶体等被眼科界定义为眼前节，后面的玻璃体、视网膜、脉络膜等定义为眼后节。在眼后节的底部称为眼底。眼底由视网膜、眼底血管、视神经乳头、视神经纤维、视网膜上的黄斑部，以及视网膜后的脉络膜等构成，这些部位的病变统称为眼底病。眼底病对人的危害主要是影响视觉能力，严重的可致盲。眼底病是一种病种繁多、病因复杂、病情多变的疾病。对于眼底周边的眼底病早期症状，常常不被病人所发现。当病人感觉到视力下降时，病程可能已经很严重。而对于眼底中央的部位，如黄斑区、视神经等，一旦发生病变，即可影响视力。眼底病与人体其他疾病一样也有急、慢性之分，有些病症的发展过程可长达几年甚至十几年，而对于某些急性的病症如若抢救不及时，即可致盲，如视网膜中央动脉阻塞。眼底还有一些病症不用治疗即可自愈，但可能还会再发作，如中心性浆液性脉络膜视网膜病变。 眼底有许多疾病与全身性疾病有关，如糖尿病、肾病、高血压、细菌性疾病、寄生虫及颅脑疾病等。

第三节 人体是一个巧妙的“内部工厂”

人体是一个巧妙的“内部工厂”，体内的各个器官担负着各自的生物功能并且相互合作维持着整个机体的正常运转，下面从筋膜学的角度分别介绍主要的内脏器官（图15-2）。

首先介绍的是肾脏。肾主水，因为干细胞在生长的过程中，不但需要大量的水作为支撑，另外还需要很多营养物质。胎儿的发育就是在羊水中进行的，其中非常关键的是要有很多激素的参与。中医的肾不单纯指肾，还有各种生殖腺体也包括在肾的范围。所以，把干细胞和它的生长环境、激素部位，与中医的肾相对应，是一个比较好的对应关系。

肝属木，人体的功能细胞一共有300多种，所有发挥各种功能的细胞一起形成一个生态系

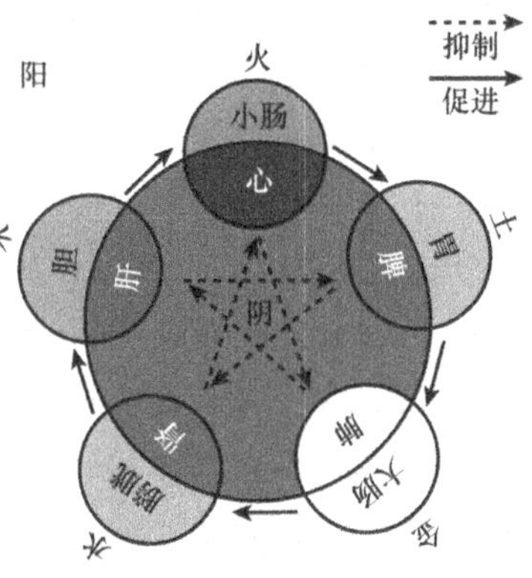

图 15-2 五行对五脏

郁郁葱葱的“大树林”，中医把它看成木是有道理的。肝主木，是因为肝脏为“树木”的生长提供各种营养成分，中医称肝属木在从这个角度来讲，是有一定的联系和道理的。

心属火，人们遇到一些麻烦时，总会烦燥不安、易怒，产生情绪和机体的改变，中医通常叫作：上火。心在中医的意义，不单单是驱动血液流动的心，它还代表情绪，一个人的总体状况，所以心火就是心与火之间也有非常密切的联系。但是不是它的全部，因为中医的一些概念包含的范围非常广，本书只是从筋膜学的角度所理解这一部分来解释两者之间的关系。

脾属土，脾是具有回收作用的，就相当于许多毒性物质都要在土里进一步的分解。在人体循环再利用的过程中，脾是一个非常重要的回收器官，要在脾窦的血窦里面把这些大分子的物质、有毒的物质进行吞噬、消化和进一步的分解。但是有些病人因为外伤把脾切除以后，抵抗力就会急剧减弱，非常容易生病，而且一生病就是大病，就是因为没有了脾脏，大量毒性物质、废物堆积在人体内排不出去。而且脾气很差、易怒，所以一定要对脾的功能有充分的重视。

肺属金，金是从土里面提取出来的精华。也就是说人体吸收或者回收的营养物质，通过门静脉进入肝血窦以后，要进行分解合成。然后再经过血液循环、乙酰化的过程，实际上就是在 **ATP** 的作用和各种酶的参与下，对这些物质进行进一步的处理，让它变成人体真正能够快速利用的物质。这就是肺主金的概念，肺主金的中医概念十分重要，非常值得研究者继续探索。

在中医学，类似五行系统的这种互为表里关系还有很多，比如心与小肠相表里，肺与大肠表里、肝与胆相表里、肾与膀胱相表里、脾与胃相表里。中医的五行、阴阳、经络都是一些关键性的学术概念，通过筋膜学研究，对其中的奥秘进行解释，其实都只是刚刚开始，中医是我国的一个文化和科学宝库，值得进一步发掘和利用。

*注 释

ATP（**adenosine-triphosphate**） 中文名称为腺嘌呤核苷三磷酸，又叫三磷酸腺苷，简称为 ATP，其中 A 表示腺苷，T 表示其数量为三个，P 表示磷酸基团，即一个腺苷上连接三个磷酸基团。其结构简式是：A—P～P～P，其相邻的两个磷酸基之间的化学键非常活跃，水解时可释放约 30.54kJ/mol 的能量，因此称为高能磷酸键，用“～”表示。在细胞的生命活动中，ATP 远离 A 的一个高能磷酸键易断裂，释放出一个磷酸和能量后成为腺苷二磷酸（ADP）。ATP 和 ADP 这种相互转化，是时刻不停地发生且处于动态平衡之中的。在有机物氧化分解或光合作用过程中，ADP 可获取能量，与磷酸结合形成 ATP，是各种生命活动能量的直接来源。

思 考 题

1. 你知道淋巴在人体的主要作用吗？
2. 人脑的结构是什么样的，和其他动物有什么区别？
3. 我们的肾脏和脾脏各有哪些功能？

第十六章　筋膜学研究的意义和科学价值

第一节　筋膜学将引领中医进入生物医学轨道

德国现代物理学家**沃尔纳·海森堡**说："在人类思想发展史中，最富成果的发展几乎总是发生在两种不同思维方法的交汇点上。它们可能起源于人类文化中十分不同的部分，不同的时间，不同的文化环境或不同的宗教传统。因此，如果它们真正地融合，我们就可以预期将继之产生新颖有趣的发展。"

科学巨人阿尔伯特·爱因斯坦说："提出一个问题往往比解决一个问题更重要。因为解决问题也许仅是一个数学上或实验室的技能而已，而提出新的问题，都需要有创造性的想象力，而且标志着科学的真正进步。"

筋膜学第一次提出了全身的非特异性结缔组织是中医经络的解剖学基础，从生物医学的角度提出了一套全新的支持理论体系，在世界生物医学领域中也是第一次从发育生物学和生物进化的角度，提出了人体结构的两系统理论，人体及其他所有三胚层生物都是由未分化的非特异性结缔组织所组成的支持与储备系统，以及已经分化的各种特异性功能细胞所形成的功能系统两部分构成。非特异性的结缔组织中，未分化的干细胞在机体的调控下不断的分化成为各种特异性的功能细胞，从而能够维持人体整体结构和功能的稳定和持续，筋膜学是中国原创的科学理论体系。

本书创新性地提出了一个新的研究领域：筋膜学，其实它适用于科学解释各种中医传统的理论和疗法，并且开启了人体研究的新天地。通过筋膜学研究，可以对中医和现代医学进行生物医学层面上的整合，这将对生物医学的基础研究、疑难病症的临床研究以及医药产业的科技进步等，都会起到巨大的推动作用。

筋膜学研究从发现人体经络的解剖学物质基础入手，通过发育生物学和生物进化论的科学推导，提出了人体结构的两系统理论，提出了医学研究的一个新方向，既弥补了达尔文进化论在观察生物视角时的缺失，同时也揭示了中医基础理论的科学内涵，真正从生物医学的角度将现代医学和传统中医有机地整合在一起，使生物医学研究从单纯地注重生物的生存，进入到研究如何能够更长时间、更好地生存。

中医之所以在现代西方医学引进中国数百年的时间，仍然保持强大的生命力，仍然具有独特的魅力，其科学内涵是毋庸置疑的，否则中医理论也支持不到现在，而筋膜学的提出的主要意义在于将中医理论和实践纳入到了现代生物医学研究的科学范围，使中医的发展进入到生物医学的轨道，搭上现代生物医学发展的快速列车。

***注　释**

海森堡（Werner Karl Heisenberg，1901.12.5—1976.2.1）　德国著名物理学家，量子力学的主要创始人，哥本哈根学派的代表人物，1932 年诺贝尔物理学奖获得者。量子力学是整个科学史上最重要的成就之一，他的《量子论的物理学基础》是量子力学领域的一部经典著作。鉴于他的重要影响，在美国学者麦克·哈特所著的《影响人类历史进程的 100 名人排行榜》，海森堡名列第43位。

第二节 筋膜学与“熵”

熵的概念最初是由德国物理学家**鲁道夫·克劳修斯**（图16-1）首次提出的物理学概念，用来表示任何一种能量在设定体系中的混乱程度，已经在多个领域具有重要的应用。鲁道夫·克劳修斯，是德国著名的物理学家和数学家，热力学的主要奠基人之一。他重新陈述了尼古拉卡诺的定律，又被称为卡诺循环，把热理论推至一个更真实、更健全的基础，他于1855年提出了“熵”的概念。

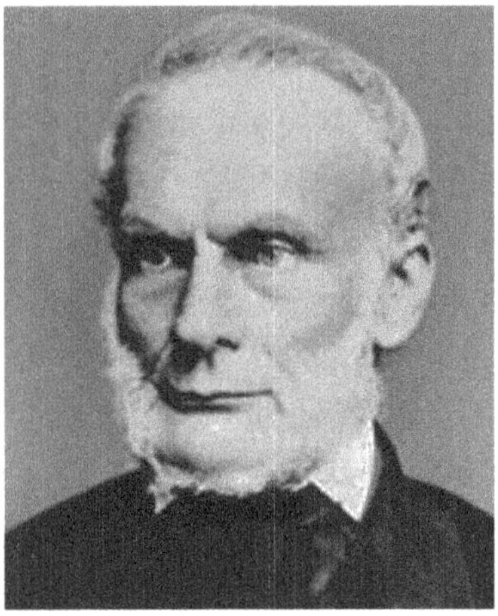

图16-1 鲁道夫·克劳修斯

生命体是一个开放的系统，它时刻与外界进行着物质、能量、信息的交换，符合“耗散结构”，所以可以用“熵”来分析一个生命体从生长、衰老到死亡的全过程，用“生命熵”来独立定义。在生命科学领域，“熵”的概念体现在从生命起源、生物进化、能量代谢、细胞代谢及机体老化等方面。在论述量子生物学的著作中，指出生命的过程就是一个“熵”值不断增大的过程，所有医疗手段都是试图增加体系中“负熵”的含量。从而使生命过程中出现无序，也就是熵转化为有序，变成负熵。

根据鲁道夫·克劳修斯提出的“熵”的概念，熵用来表示任何一种能量在空间中的分布的混乱程度，能量分布得越混乱，熵就越大，一个体系的能量完全均匀分布时，这个系统的熵就达到了最大值。在一个系统中，如果听任它自然发展，那么能量差总是倾向于清除。如在一个理想状态的容器中，上半部为0℃的水，下半部为100℃的水。中间以薄膜分隔，热量自发地从高温传到低温水域。如果用温度计不断测试其上、下两部水体的温度。其熵值节从最初的S≥0，到S≤1之间的绝对值。其熵变的过程在S区间，也就是在0和1之间。

在宇宙这个大体系中，同样遵循着这一法则，热从高传向低，就像河水在重力的作用下从高向低流动的过程，这就是热力学第二定律。但是，在地球环境中出现的生命现象却违背了热力学第二定律，生命物质将来自太阳的热能转化为生物化学能，储存在有机物的化学键中，不向低环境传递。如有机物——糖、蛋白质、脂肪等。生命活动的能量就来源于这些物质的有序分解。这就像流到小河里由于河底的阻隙会形成一个一个的漩涡，这些漩涡的部分水流是逆向流淌的，违背了从上往下的规律。生命体中的物质合成就是这种类似漩涡的形式，它阶段性地违背了热力学第二定律，在不断增加的熵中出现了负熵。因此，也可以把负熵看成生命物质的合成。熵的增大看成生命物质的分解代谢，每一个小小的生命过程就像小河里的一个一个的漩涡。

细胞作为生命最基本的一个功能单位，在整个生命过程中也是一个熵不断增加的过程，其内部的能量代谢过程和结构维持也是一个从有序到无序的不断递增的过程。也就是说熵值不断增加的过程。当绝对熵值≤1时，生命就结束了，整个生命过程是在熵值0和1之间。

在研究人体结构的过程中，把遍布全身的筋膜支架称为支持与储备系统，将各种已分化的功能细胞称为功能系统，从热力学的观点构成了一个系统。用钱学森先生的表述，是一个开放的复杂的巨系统，在这个系统中，支持系统中的干细胞或成纤维细胞逐渐分化成为各种各样的功能细胞，也是一个生命“熵”不断在增加的过程。一是熵值接近最大，干细胞向功能细胞的转化不足，而维持正常功能和结构就会出现局部器官、系统，以至于整体系统的崩溃直至死亡。在这种不断增加的熵的前提下，人类可以通过各种手段，增加负熵，以保持机体内环境和外环境的相对稳定，其实这些就是医疗方面各种各样的手段，就是让负熵增大，让熵减少，能够维持较长的生命周期。

***注　　释**

鲁道夫·克劳修斯（Rudolf Julius Emanuel Clausius，1822.1.2—1888.8.24）　德国物理学家和数学家，热力学的主要奠基人之一。生于普鲁士的克斯林（今波兰科沙林），卒于波恩。他重新陈述了萨迪·卡诺的定律（又被称为卡诺循环），把热理论推至一个更真实、更健全的基础。

第三节　筋膜学和量子生物学

量子生物学的源头是**薛定谔**，薛定谔全名埃尔温·薛定谔，生于1887年，死于1961年，他是奥地利物理学家，量子力学奠基人之一，他发展了分子生物学。他是维也纳大学哲学博士，苏黎世大学、柏林大学和格拉茨大学教授，在都柏林高级研究所理论物理学研究组工作17年，因发展了原子理论和狄拉克共获1933年诺贝尔物理学奖，他在1944年写了一本至今仍然有很大影响力的书：《生命是什么？》。薛定谔是位伟大的物理学家，虽然不是专业的生物学者，但是，他这本书写得相当有影响，并且影响了一代又一代的年轻物理学家投身于生物学的研究。这本书不长，翻来覆去讲了一个概念，就是说细胞很小，但原子更小，若生命的基本单元是原子，则因为随机性的缘故不可能产生稳定的变异并且遗传，所以生命应该是研究分子，这本书成功预言了分子生物学的时代。将这本书当作圣经的还有一些学科，比如生物信息学或者计算生物学、理论生物学或者是量子生物学。总之名字变来变去，但其实他们都是一个体系。

量子生物学是量子力学在生物学领域的一个分支，**量子力学**是20世纪初一批科学家在研究微观物质的过程中发现的。他们在研究微观物质的过程中发现，以往的经典力学在描述微观系统不足时，越来越明显。通过对物质微观现象的观察分析，提出了一个全新的革命性的理论，使这些现象得到了解释，还对一些无法解释的现象进行了预言，使人类对物质的本来面目有了全新的认识。

量子力学及量子生物学虽然取得了许多被验证的成果，并且被广泛应用于电子、通讯、高能物理等多个领域，但在生物学领域的研究才刚刚开始。量子生物学在生物学方面的表像其实离我们并不遥远，作为生物学中位列第一的重大科学问题：生命起源，其中量子物理作用就是最关键的环节。所有生命物质内部化学键的形成都离不开最初由来自太阳光化学作用，在这些光合作用中，对于光子的俘获及其后发生的分离和对质子的量子式的释放研究已经获得显著的成果。实验和理论的发现都支持酶促反应中包含量子穿梭机制，将能量转化为化学能的生物学过程中，其实质都是量子力学的过程。例如，视网膜感光物质的分解与生物电转化早已研究清楚，并且用于指导相关疾病的治疗。

虽然与筋膜学相关的量子生物学研究尚未提到日程。但就目前对筋膜组织的成分构成和生物学特性的理解，认为在以下几方面的研究应该给予重视：

1. 水　水是组成人体的最基本成分，由弱键相连的水与离子态水分子的生物学活性截然不同。而量子辐射有助于打断链接水分子之间的弱键，使水分子恢复离子状态。

2. 电荷 人体在生命活动中产生的代谢产物往往都带有电荷，这些电荷会导致血液里，或者其他体液中的蛋白凝集，生物活性下降，也可导致游离的细胞，如红细胞相互黏附、聚集，阻碍微血管内的血液流动。如通过激光照射产生量子效应，能够消除这些电荷。

3. DNA、RNA 各种不同波段和强度的光（包括电磁波），对 DNA 和 RNA 的活性和结构产生影响。如高强度的紫外线能破坏细胞中 DNA、RNA 分子，直接杀死细胞。X 射线和高能粒子能破坏 DNA 的分子结构，引起细胞变异。而远红外线则能够聚集多种酶生物活性，消除体内电荷的作用。

4. 对现有的临床应用 在理论方面似乎量子力学离人们很遥远。但在日常生活和民间保健中很早就在使用，例如中医的灸，它的应用机制就体现了量子生物学的内涵。民间用的天灸也是一种量子生物学效应。临床中常用的“X”线检查，强“X”射线的治疗仪、红外治疗仪、激光治疗仪、加速器治疗仪、γ 射线治疗仪等，均是量子生物学的成功应用。通过对分子、原子及量子计算和分析进行分子设计与合成也在应用当中。

5. 量子效应对未知现象的预测 人类对微观世界的认识才刚刚开始，就量子力学本身来说，还有许多现象尚不能用现有的理论得到满意的解释。量子力学的提出者之一，薛定谔曾经说过：“谁要是说他看懂了量子力学，那他一定是没看懂，因为我自己还没有看懂。”这本来就是世界的本来面目，永远都有不为人知的一面，如量子力学中的**量子缠绕**、量子叠加及**量子态**等。在生物学方面，研究者只是对量子的分子化学、生物学和组织学层面有了一些了解。对于人类的高级生命活动的量子生物学效应，还知之甚少。

如科学界有个著名的疑案，叫“**薛定谔的猫**”（图 16-2），这个实验是在一个盒子中放了一只猫，以及少量放射性的物质。在一个小时内，大约有 50%的概率，放射性物质将会衰变，并释放出毒气杀死这只猫，剩下 50%的概率是放射性物质不会衰变，而猫将活下来。根据经典物理学，在盒子里必将发生这两个结果之一，而外部观测者只有打开盒子，才能知道里面的结果。但是在量子力学的世界里，猫到底是死是活，都必须在盒子打开后，当盒子处于一个关闭状态，整个系统则一直保持不确定的状态，猫既是死的，也是活的。

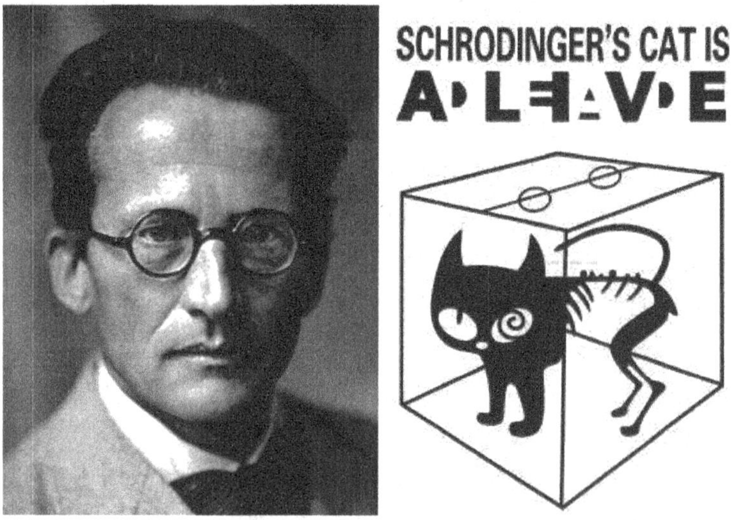

图 16-2 薛定谔和他的猫

史蒂芬·威廉·霍金（图 16-3）是英国著名的物理学家和宇宙学家，同时也是肌肉萎缩性侧索硬化症患者，又称渐冻人症。他全身瘫痪，不能发音。霍金的主要研究领域是宇宙论和黑洞，他证明了广义相对论的奇性定理和黑洞面积定理，提出了黑洞蒸发现象和无边界的霍金宇宙模型，霍金是继牛顿和爱因斯坦之后最杰出的物理学家之一，被世人称为宇宙之王。正因为如此，对于未知的东西也不必过于执着，不妨放下心态，使自身处于一个量子态，以其矛制其盾，去感受一下那只猫究竟是死是活，还是不知死活。

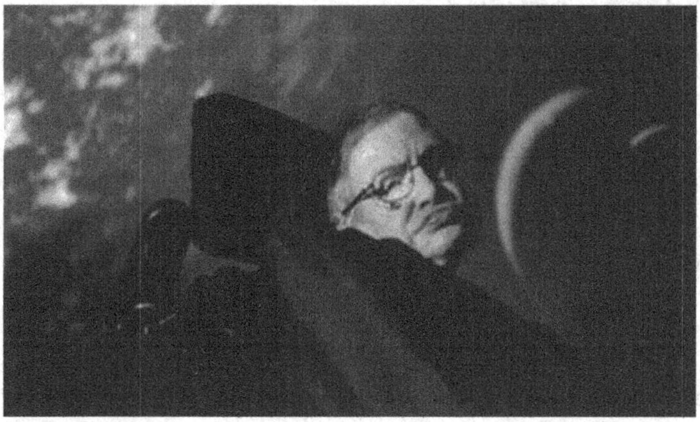

图 16-3　霍金

事实上，结合中国特色的科学研究，才更容易被世人所接受从而走向世界。中国的中医、中药也不例外，人们常说“只有民族的才是世界的”、“科学无国界”，就是这种类型的具体体现。

*注　释

埃尔温·薛定谔（Erwin Schrödinger，1887 年—1961 年）　奥地利物理学家，维也纳大学哲学博士，苏黎世大学、柏林大学和格拉茨大学教授，量子力学奠基人之一，发展了分子生物学。他在都柏林高级研究所理论物理学研究组中工作 17 年，因发展了原子理论，和狄拉克（Paul Dirac）共获 1933 年诺贝尔物理学奖。又于 1937 年荣获马克斯·普朗克奖章。物理学方面，在德布罗意物质波理论的基础上，建立了波动力学。由他所建立的薛定谔方程是量子力学中描述微观粒子运动状态的基本定律，它在量子力学中的地位大致相似于牛顿运动定律在经典力学中的地位。提出薛定谔猫思想实验，试图证明量子力学在宏观条件下的不完备性。在哲学上，确信主体与客体是不可分割的。主要著作有《波动力学四讲》《统计热力学》《生命是什么？——活细胞的物理面貌》等。

量子生物学　是运用量子力学的理论、概念和方法研究生命物质和生命过程的一门学科，又称量子生物物理学。量子生物学的创立和发展，吸引着物理学家和化学家，促使他们用以分析具有生物学意义的分子之电子结构，并把结果和生物学活性联系起来。量子生物学的产生原因有两个：一是分子生物学和量子生物学的兴起不仅使生物学从一门描述性学科向解释性学科过渡，而且已有从定性科学发展到定量科学，成为一门精密科学的明显趋势。生物学是研究生命现象的科学。作为农业科学和医学的理论基础，这个研究物质最高级运动形态的学科每前进一步，取得的每一个重要理论成果，都可能给技术以至社会带来深刻的影响。第二个原因是现代物理、化学理论和实验技术的飞速进步给生物学的发展以巨大的推动，再加上数学工具，使研究者有可能全面揭开奇妙的生命现象如遗传、变异、繁殖、衰老、死亡、疾病、感觉、思维等的奥秘。这些奥秘一旦被揭开或取得重大突破，必将大大造福于人类社会。

量子力学 是研究微观粒子的运动规律的物理学分支学科。它提供粒子“似-粒”、“似-波”双重性（即“波粒二象性”）及能量与物质相互作用的数学描述，它和经典力学的主要区别在于：它研究原子和次原子等“量子领域”，量子力学的进一步研究课题为：宏观物质在十分低或十分高能量或温度才出现的现象。

量子缠绕 是科学家们在微观粒子世界中发现的一种神秘现象。处于量子缠绕态的粒子，相互之间似乎“心有灵犀”，无论相距多远，对其中一个粒子的干扰会瞬时地影响到量子缠绕态中的其他粒子，也就是说这种关联的传播好像不需要时间。这一现象有许多潜在的重要应用。比如，处于缠绕的粒子可以用来校对原子钟，这对于太空飞船的在太空深处的旅行至关重要。

量子态 在量子力学中，微观粒子的运动状态称为量子态。量子态是由一组量子数表征，这组量子数的数目等于粒子的自由度数。

薛定谔的猫 是由奥地利物理学家薛定谔于1935年提出的有关猫既是死的又是活的著名思想实验的名字。它描述了量子力学的真相：在量子系统中，一个原子或者光子可以同时以多种状态的组合形式存在，而这些不同的状态可能对应不同的甚至是矛盾的结果。整个实验是这样进行的：在一个盒子里有一只猫，以及少量放射性物质。在一小时内，大约有 50%的概率放射性物质将会衰变并释放出毒气杀死这只猫，剩下 50%的概率是放射性物质不会衰变而猫将活下来。

斯蒂芬·威廉·霍金（Stephen William Hawking） 1942年1月8日出生于英国牛津，获得CH（英国荣誉勋爵），CBE（大英帝国司令勋章），FRS（英国皇家学会会员），FRSA（英国皇家艺术协会会员）等荣誉。他是英国剑桥大学著名物理学家，是现代最伟大的物理学家之一，也是20世纪享有国际盛誉的伟人之一。

钱学森（1911.12.11—2009.10.31） 出生于中国上海，浙江杭州人，中国空气动力学家，中国科学院院士、中国工程院院士，中国“两弹一星”功勋奖章获得者之一。1989年6月29日在美国纽约召开的“1989年国际技术与技术交流大会”授予钱学森“威拉德 WF 小罗克韦尔（Rockwell，Jr.）奖章”和“世界级科学与工程名人”、“国际理工研究所名誉成员”的称号，表彰他对火箭导弹技术、航天技术和系统工程理论做出的重大开拓性贡献。曾任美国麻省理工学院教授、加州理工学院教授，“工程控制论”创始人（1954 年），为中美两国的导弹和航天计划都曾做出过重大贡献。被誉为“中国航天之父”和“火箭之王”。曾担任中国人民政治协商会议第六、七、八届全国委员会副主席、中国科学技术协会名誉主席等职务。2009 年10月31日在北京逝世，享年98岁。

思 考 题

1. 你认为要发展中医，要从哪些方面入手？
2. 谈一谈你所知道的量子生物学。
3. 三维医学模式是什么？

第十七章　筋膜学研究中的哲学问题

第一节　解剖学与哲学

哲学是系统化、理论化的世界观，是自然知识、社会知识、思维知识的概括和总结，是世界观和方法论的统一。它是对宇宙的终极真理的探寻，包括宇宙的本质是什么？人类本身的本质问题以及如何理解人生的终极意义。这一切的出发点都离不开人主观的一方面，离不开人对自身的基本认识和了解。西方哲学体系中，解剖学一直占有重要的地位，东方哲学体系的基本思想也融入了东方对人体自身解剖学的认识过程。所以说要研究东方医学的基础也是解剖学，首先要了解东方的哲学思想，建立东方的哲学思想世界观和方法论，才能够真正解开东方医学的奥秘，最终实现中医的复兴。

科学研究是将能够用实验手段验证、重复部分的实验结果最终上升到科学理论的过程。哲学属于高域科学，哲学提出了世界观和方法论，阐明了事物演变的基本规律，对科学研究具有指导意义，它指导科学沿着一个正确的方向进行探索。但是哲学是没有办法用实验进行验证和评估的，没有任何一个哲学理论能够用科学实验的方法来验证。

因此哲学与科学是一个交汇的，互成因果、互为依存、互为完善的关系。对于筋膜学来说，它的方法论就是人体结构的两系统理论。筋膜学是遵循着人体发育的时间轴，或者是寿命轴进行研究的。人体结构的两系统理论和局部解剖学、系统解剖学相比较，它们的方法论是从功能的角度（系统解剖学）、从结构的角度（局部解剖学）去研究，筋膜学研究人体，是从时间的角度、从寿命的角度（筋膜解剖学）进行研究的。这就是人体解剖学两系统理论和其他局部解剖学、系统解剖学在方法论上的区别。

21 世纪的解剖学研究中，人们总觉得解剖学已经走到山穷水尽的时候了，所以很多人转而研究其他学科。一旦有了所谓的新发现以后，还没有从哲学的角度去进行分析，就盲目地去跟随，这样就导致大多数人都无法发现新的科学问题。很多解剖学研究者都去研究组织工程等热门课题去了，从而造成了科学家队伍中的一个群体效应，也叫**“沙丁鱼效应”**。回顾筋膜学的提出，其实就是一个勇于坚持、勇于创新的过程。

东方的哲学名著《易经》中讲到：“太极生两仪，两仪生四象”。《道德经》也提到：“道生一，一生二，二生三，三生万物”。这些哲学名著都在揭示着世界的起源问题。《道德经》和筋膜学的关系是非常紧密的。“道生一”就是生命从一个受精卵开始，“一生二”，就是说生命在发展的过程中便形成两个系统，两个系统相互作用从而产生了“三”。之后再分化出更多的功能细胞成为一个完整的个体。“一”解决了从无到有的问题，“二”解决了动力状态的问题，“三”就是通过非对称性原则来实现两者的相互作用。

***注　释**

沙丁鱼效应　据传挪威人喜欢吃沙丁鱼，尤其是活鱼。市场上活沙丁鱼的价格要比死鱼高许多。所以渔民总是千方百计地想法让沙丁鱼活着回到渔港。可是虽然经过种种努力，绝大部分沙丁鱼还是在中途因窒息而死亡。但却有一条渔船总能让大部分沙丁鱼活着回到渔港。船长严格保守着秘密。直到船长去世，谜底才揭开。原来是船长在装满沙丁鱼的鱼槽里放进了一条以鱼为主要食物的鲶鱼。鲶鱼进入鱼槽后，由于环境陌生，便四处游动。沙丁鱼见了鲶鱼十分紧张，左冲右突，四处躲避，加速游动。这样一来，一条条沙丁鱼欢蹦乱跳地回到了渔港。原来鲶鱼进入鱼槽，使沙丁鱼感到威胁而紧张起来，加速游动，于是沙丁鱼便活着到了港口。这就是著名的沙丁鱼效应，又称鲶鱼效应。

第二节　东西方哲学思想对科学研究的影响

从《易经》的角度看，世界最开始叫作“一画开天，是分两仪，两仪分四象，四象分八卦，八卦分六十四卦”，这样无限组合。但是不管组合到哪个部位，它的核心实际上还是二，那就是：一阴一阳。而推动阴阳演化的动力就是宇宙法则中最基本的法则，叫作非对称性定律。没有任何两个物体是完全一样的，就像细胞分裂，虽然新的细胞产生于老细胞，但是它们也不是完全相同的，这就是一种非对称现象。完全对称的情况只存在于宇宙大爆炸以前，没有时间和空间，一切都是对称的。

人生会面临很多选择，当筋膜学研究进行方向选择的时候，实际上也运用了东方人的智慧。做科学研究就要有一种独立的思维习惯，向古人学习，学习哲学原理，应用到实际工作当中。哲学对科学家是非常有用的，尤其是东方的哲学思想，如果做一个优秀的科学家，就记住《易经》的《乾卦》中一句话：“天行健，君子以自强不息”，做任何事都要自强，才可以在这个行业有所成就。

思　考　题

1. 哲学的定义是什么？
2. 东西方哲学思想对科学研究的影响？

第十八章　国家战略——医养结合，复兴中医

第一节　困扰全球的医疗负担

医疗负担在全球范围内都是一个广受关注的话题，也是各国政府最头痛的难题。其实无论是最发达的超级大国美国，还是老牌的西方国家英国、法国、德国，以及号称福利"从摇篮到坟墓"的瑞典、瑞士，还有近邻日本和韩国，每个国家的医疗体制都不是十全十美的，都有各自的"病症"。

美国拥有最优秀的医生和最糟糕的制度，1935 年，美国**罗斯福**总统签署法案，建立社会保障制度。政府从就业者的工资中抽取一定的金额，放到社会保障基金中，用以资助退休人员，保障他们最基本的生活品质。这套实施了 80 多年的制度，现在已经出现了极大的隐患，"大锅饭"总是不够吃的。1950 年，平均每 16 个人需要供养一个老人，到了 1997 年，每 3.3 个人要供养一个老人；预计到 2025 年，这个"供养比率"将进一步下降到 2∶1。领取福利的人难免得寸进尺，而政府为了提高民望，也往往乐善好施，结果是导致政府在退休福利保障方面的开支与日俱增，难以为继。解决以上问题，无非是采取两种方法：要么是增加就业者的税收，要么是减少退休人士的福利，包括减少退休金和提高退休年限等。但这都是两难的选择，一方面，增加税收就意味着增加了就业者的负担；另一方面，削减退休人士的福利，在政治上的阻力也很大，因为哪个政党得罪了日益壮大的退休阶层，哪个政党的前途就不堪设想。《纽约时报》的文章曾无奈地说，在发达国家中，美国可能拥有最优秀的医生和最先进的医疗设备，但也是最费钱，医疗制度也是最糟糕的。

法国建立了世界上"最慷慨"的医疗制度，但是它坠入了财政黑洞。法国人拥有连配副眼镜都可以报销的世界上"最慷慨"的医疗体制，在历届政府中，从拆东墙补西墙的小打小闹中逐渐坠入财政黑洞。作为世界上最慷慨的医疗保险制度之一，法国医疗保险制度已有 60 多年的历史，覆盖了全体居民的绝大部分的医疗需要。世界卫生组织曾用几年的时间对全球 191 个国家的医疗制度进行详细调查，结果法国名列前茅。由于过于慷慨的医疗保险给国家财政造成了沉重负担，法国的医疗保险费用是通过政府强制性地收取，再从国家预算中支出，高额的医疗费用实际上是由国家的社会医疗保险部门来承担。但事实证明，尽管法国政府采取了严格管理、严格审计等诸多措施，医疗保险部门入不敷出的状况越来越严重。仅 2005 年，法国医疗保险部门亏损突破 110 亿欧元，以后愈演愈烈。如果再不改革，"世界上最慷慨的医疗体制"将因国家无力承担而破产。为了填补社会医疗经费的黑洞，法国政府多采取拆东墙补西墙的做法，比如以出售企业的国有控股股份、提高烟草税收等来填补窟窿，但这毕竟不是长远之计。要缓解医保赤字问题，要么提高税收增收，要么抬高支出门槛，把部分医疗费用由个人负担，别无他途。而无论采取何种措施，都会引起相关利益阶层的反对和抗议，所以法国医疗制度已经成为历届政府中的烫手山芋。

英国国家卫生服务体系（**NHS**）从"完美"到大限将至。2012 年伦敦奥运会进入了歌舞表演阶段，演出展示了最能代表英国的两项内容：一是世界儿童文学中的佼佼者 **J.K.罗琳**和她的**哈利波特**；二是为全体英国人提供免费医疗的国家卫生服务体系，简称 NHS。英国的"国

家卫生服务体系”于1948年由工党政府建立，是英国社会福利制度中最重要的部门之一。它改变了传统的救济贫民的选择性原则，提倡普遍性原则。凡有收入的英国公民都必须加入社会保险，按统一的标准缴纳保险费，在统一的标准上享受有关福利。

在福利制度建立之初，NHS 曾经对改善人民的健康状况起到了非常积极的作用，受到了社会的广泛欢迎。然而，随着英国人口的增加和百姓对健康要求的提高，完全依赖于国家的NHS逐渐不堪重负，弊端慢慢显现。1975年，该体系开支占到了英国GDP的3.8%，1995年占到了5.7%，2003年是7.7%。在公有制之下，如此庞大的机构造成了资源浪费严重，效率低下，医护积极性严重低下。有的英国人抱怨说，排队候诊的时间长到难以想象，一些被确诊为癌症的患者也要等上一年多的时间才有机会接受治疗。面对这种局面，布莱尔政府于2000年7月发布了NHS改革5年计划，承诺将该体制改造成为以病人为核心的服务体系，真正有效率的21世纪医疗服务，要成为全世界“最让人羡慕的国家”。但是5年很快过去了，这些改革措施依然没有解决NHS的矛盾。目前，还有近百万的患者等候治疗。英国政府又建议向该体系引入市场机制，依据治疗患者的数量向医院拨款，建立激励机制。然而，这种新政策也引起了立法者和业内人士的质疑。发展了半个多世纪之后，这个原先被认为“完美”的体系，居然成为英国政府最大的心病，仅2009年，政府拨款超过900多亿英镑。

日本“全民皆保险”体制遭遇危机。日本已经实行半个世纪的“全民皆保险”体制遭遇“老年人”危机。1958年，日本政府出台了《国民健康保险法》，建立起以地区为单位、对全体国民实施医疗保险的“全民皆保险”制度。日本法律规定，每一个日本公民和在日本居住一年以上的外国人，都要加入国民健康保险，缴纳一定数额的保险费，领取国民健康保险证。有病到医院就医，交30%的医疗费即可，剩下的70%由医院和居民所在的地方政府结算。世界卫生组织发表的192个国家的健康指数显示，2003年日本人的平均寿命达到81.9岁，位居世界第一。但是近年来，随着社会经济环境的变化以及老龄化步伐加快，医疗费用不断攀升，保险费严重不足，现行医疗制度的不稳定因素增加，“全民皆保险”的制度难以为继。国民健康保险原本是为农民和自营业者建立的，而现在大量增加的60岁以上退休者本来就没有职业，全靠养老金度日，随着医疗费负担的加重，造成了待遇的极不平等。2004年5月，日本政府在众议院不顾在野党的反对，强行通过了旨在“降低支付、增加负担”的医疗保险和养老金等改革法案。此后，以民主党为首的在野党坚决要求重新审议，或完全废除上述改革法案，在尊重国民意见、充分讨论的基础上，重新探讨日本社会保障制度的未来。

瑞士医疗保险费“按人分摊”引起争议。瑞士医疗保险体制，在每年飞涨的巨额费用下尝试改革，实施“按人头分摊”保险费的医疗保险制度。保险费与个人收入不相关，根据人头支付制定。从社会层面上看，健康者在为病弱者付费，年轻者在为年长者付费。瑞士人将每年总收入的11%投在医疗费用上，2002年，全国保险费约377亿美元，在世界上居第二位。但首先随着近年来医疗费用的飞涨，每年保险费的缴纳成为低收入者和老年人的沉重负担。2005年，门诊医疗、药品以及医院等费用的逐项飞涨，也使瑞士的医疗保险业出现了近8亿瑞士法郎的亏空。医疗保险机构因此决定，瑞士人2006年必须缴纳更多的保险费，上涨幅度近10%，引起了民众的愤怒。

还有一些国家，如希腊、乌克兰、委内瑞拉等，因为庞大的医疗负担等原因，入不敷出，国库严重亏空，在金融危机的双重打击下已濒临国家破产。国内的医疗机构主体，也就是公立医院依然由政府垄断，有些非但不能履行应尽的职责，反而成为牟取暴利的工具。现在一直都没有成功的全球医疗改革，医改目前已进退维谷，前途黯淡。

*注 释

英国国家卫生服务体系（NHS） 以救济贫民的选择性原则，而且提倡了普遍性原则。凡有收入的英国公民都必须参加社会保险，按统一的标准缴纳保险费，按统一的标准享受有关福利，而不问收入多少，福利系统由政府统一管理实行。

J.K.罗琳（J.K. Rowling） 1965 年出生于英国格温特郡，毕业于英国埃克塞特大学，英国作家。1989 年，24 岁的罗琳有了创作哈利·波特的念头。1997 年 6 月，推出哈利·波特系列第一本《哈利·波特与魔法石》。随后，罗琳又分别于 1998 年和 1999 年创作了《哈利·波特与密室》和《哈利·波特与阿兹卡班的囚徒》。2003 年 6 月，她再创作出第五部作品《哈利·波特与凤凰社》。2004 年，罗琳荣登《福布斯》富人排行榜，她的身价达到 10 亿美元。2005 年 7 月推出了第六部《哈利·波特与混血王子》，2007 年 7 月推出终结篇《哈利·波特与死亡圣器》。

《哈利·波特》(Harry Potter) 是英国作家 J · K · 罗琳 (J.K.Rowling) 于 1997 年～2007 年所著的魔幻文学系列小说，共 7 部。其中前 6 部以霍格沃茨魔法学校为主要舞台，描写的是主人公——年轻的巫师学生哈利·波特在霍格沃茨前后 6 年的学习生活和冒险故事；第 7 部描写的是哈利·波特在第二次巫界大战中在外寻找魂器并消灭伏地魔的故事。该系列小说被翻译成 73 种语言，所有版本的总销售量超过 4.5 亿本（截至 2015 年），名列世界上最畅销小说系列。

第二节 屠呦呦获奖和中国梦

中医药是我国独特的卫生资源，随着我国新型工业化、信息化、城镇化、农业现代化的深入发展，人口老龄化进程逐渐加快，人民群众对健康的需求也越来越旺盛，所以迫切需要继承、发展、利用好中医药，充分发挥中医药在深化医药卫生体制改革中的作用，让传统的中医药为探索医疗制度改革“中国式的解决办法”做出积极贡献，造福全人类的健康。中医药强调的是整体把握健康状态，注重个性化、个体化，突出治未病、养生，而且中医的临床疗效确切，治疗方法灵活，养生保健作用突出，是我国独具特色的健康服务资源。

2015 年，诺贝尔奖颁奖典礼在瑞典首都斯德哥尔摩音乐厅举行。出席典礼的中国药学家**屠呦呦**（图 18-1）从瑞士国王卡尔十六世古斯塔夫手中接过了诺贝尔奖的奖章和证书，成为中国首位获得诺贝尔生理学和医学奖的科学家。这是中国科学家在中国本土进行科学研究而首次获得诺贝尔

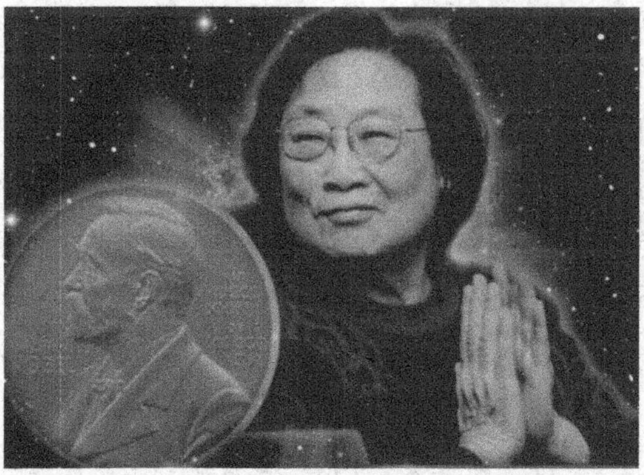

图 18-1 中国药学家屠呦呦

科学奖，屠呦呦被称为三无科学家：一无博士学位，二无留洋背景，三无院士头衔。屠呦呦获奖也是中医药成果获得的最高奖项，同时也证明了中医药在人类健康事业中蕴含和潜藏的巨大社会和经济价值。

当前，我国进入全面建设小康社会的决胜阶段，满足人民群众对简、便、验、廉的中医药服务需求，迫切需要实现中医药科学化的突破；深化医药卫生体制改革，加快推进健康中国建设，也迫切需要实现中医药科学化的突破；适应未来医学从疾病医学向健康医学转变、医学模式从生物医学向生物-心理-社会模式转变的发展趋势，也迫切需要实现中医药科学化的突破；继承和发展中医药的绿色健康理念、天人合一的整体观念、辨证施治和综合施治的诊疗模式、运用自然的防治手段和全生命周期的健康服务，促进经济转型升级，培育新的经济增长动能，迫切需要实现中医药科学化的突破；传承和弘扬中华优秀传统文化，实施“走出去”战略，推进“**一带一路**”的建设，都迫切需要实现中医药科学化的突破。

虽然我国中医药已有几千年的历史，也为中华民族的繁衍生息做出了巨大的贡献。但是中医药是基于古人在同疾病抗争的过程中积累的经验，限于当时的科学技术水平和对疾病的认识而逐渐形成的一套独立的理论体系，随着近代、现代生物学对生命起源和生物进化的认识逐渐清晰，中医的经验哲学理论体系在现代生物学理论面前显得软弱无力，进而长期以来中医未被西方医学体系所接纳，进而有不科学、伪科学之说。然而，在现代医学高度发展的今天，仍然有大量的临床病症用现代医学的治疗手段并不能取得好的疗效，还有许多疾病的发病机制不能用现代生物学理论来解释，对临床上诸多的疑难病症束手无策。这些疾病常常用传统中医疗法能取得满意的效果，这正是中医药在科技高度发达的今天，能够被广大患者接受和欢迎的主要原因。

在世界范围内，中医逐渐被接受的趋势越来越明显，如现在越来越多的发达国家立法来承认针灸在医疗体制的地位。但这些国家将中医药归属到补充医学、替代医学、自然医学范畴，也就意味着中医药不能进入主流医学的门槛。现代生物学研究虽然已经深入到分子水平，但对人体自身的认识仍然存在很大的死角，尚需要用另外的角度来看人体。同时，传统的中医药理论如何能跟现代生物医学接轨，使中医药研究能够很好地利用现代医学的研究成果和研究手段，这也是中医现代化的必由之路。

为了达到这个目的，就必须建立一个中医和西医共同的研究平台，而这一平台的基础是建立双方都能接受的理论体系，这也就是筋膜学的价值和意义。由于中医药研究没有被科学化，创新力又不够，我国中医药资源总量尚显不足，中医药发展出现了逐渐萎缩的现象，中医药服务能力薄弱，发展规模和水平远远不能满足人民群众健康的需求，严重影响了中医药可持续发展；中医药走向世界面临着各种制约和壁垒，国际竞争力低下；所以中医药科学发展迫切需要加强顶层设计和统筹规划。

实现中华民族伟大复兴的**中国梦**，就是要实现国家富强、民族振兴、人民幸福，促进人民身体健康、复兴中医是其中重要的元素。中华民族文化的根基是古老的中医药文化，没有中华医学和医药文化的复兴就不能叫真正的中华民族文化复兴。中医可以让世界认识中国，让世界看到中国医学，让中国医学在人类医药健康事业的发展进步中创造辉煌。

*注　释

屠呦呦（1930.12.30—）　女，药学家。1955 年毕业于北京大学医学院（后为北京医学院、北京医科大学，现为北京大学医学部）药学系，博士生导师。现任中国中医科学院终身研究员兼首席研究员，2011 年 8 月，因发现青蒿素获得拉斯克医学奖临床医学研究奖。2012 年 1 月 16 日，《纽约时报》发表长篇文章称，青蒿素的发现是对抗疟疾取得的重要成就之一。2015 年 10 月，屠呦呦获得诺贝尔生理学或医学奖，理由是她发现了青蒿素，这种药品可以有效降低疟疾患者的死亡率。屠呦呦是第一位获得诺贝尔科学奖项的中国本土科学家、第一位获得诺贝尔生理医学奖的华人科学家，是中国医学界迄今为止获得的最高奖项，也是中医药成果获得的最高奖项。2016 年 1 月 5 日，屠呦呦获得小行星永久命名。2017 年 1 月 9 日，获得 2016 国家最高科学技术奖。

一带一路（The Belt and Road，缩写 B&R） 是“丝绸之路经济带”和“21 世纪海上丝绸之路”的简称。它将充分依靠中国与有关国家既有的双多边机制及行之有效的区域合作平台，借用古代丝绸之路的历史符号，高举和平发展的旗帜，旨在积极发展与沿线国家的经济合作伙伴关系，共同打造政治互信、经济融合、文化包容的利益共同体、命运共同体和责任共同体。

中国梦 是中国共产党召开第十八次全国人民代表大会以来，习近平总书记提出的重要指导思想和重要执政理念，正式提出于 2012 年 11 月 29 日。习总书记把“中国梦”定义为“实现中华民族伟大复兴，就是中华民族近代以来最伟大梦想”，并且表示这个梦“一定能实现”。“中国梦”的核心目标也可以概括为“两个一百年”的目标，也就是：到 2021 年中国共产党成立 100 周年和 2049 年中华人民共和国成立 100 周年时，逐步并最终顺利实现中华民族的伟大复兴，具体表现是国家富强、民族振兴、人民幸福，实现途径是走中国特色的社会主义道路、坚持中国特色社会主义理论体系、弘扬民族精神、凝聚中国力量，实施手段是政治、经济、文化、社会、生态文明五位一体建设。

第三节 复兴中医的国家战略

2015 年 12 月 22 日，习近平总书记在祝贺中国中医科学院成立 60 周年时强调：“中医药学是中国古代科学的瑰宝，也是打开中华文明宝库的钥匙。当前，中医药振兴发展迎来天时、地利、人和的大好时机，希望广大科研工作者增强民族自信，勇攀医学高峰，深入挖掘中医药宝库中的精华，充分发挥中医药的独特优势，推进中医药现代化，推动中医药走向世界，切实把中医药这一祖先留给我们的宝贵财富继承好、发展好、利用好，在建设健康中国、实现中国梦的伟大征程中，谱写新的篇章”。

新中国成立以来，党和政府对中医发展一直非常重视，中医药确实也为保证人民的健康起到了不可替代的作用。当前，对中医药事业的健康发展已经列入国家发展战略的高度。2005 年，广东省就在全国率先吹响了“建设中医药强省”的号角，把建设广东中医药强省、大省作为广东重点发展方向，随之涉及的是大量的人力、物力和财力的投入。

2008 年，国家十六部委联合发布了《中医药发展纲要》；2012 年 8 月，国家卫生部发布了“健康中国 2020 年战略研究报告”，主要特色有以下三个方面：一是注重了系统性；二是突出了预防为主的方针，和中医药作用的发挥；三是强化了政府和高校的作用。2013 年 10 月，国务院发布了“国务院关于促进健康服务业发展的若干意见”[国发（2013）40 号]文件。2013 年 12 月，国家科技部门专门召开了“健康中国战略实施的突破口”第 481 次香山科学会议。2015 年 5 月，国务院办公厅印发《中医药健康服务发展规划（2015—2020 年）》。2016 年 2 月，国务院关于印发中医药发展战略规划纲要（2016—2030年）的通知。

2016年3月，我国国民经济和社会发展第十三个五年规划纲要发布。“十三五”规划纲要中指出，推进健康中国建设，深化医药卫生体制改革，坚持预防为主的方针，建立健全基本医疗卫生制度，实现人人享有基本医疗卫生服务，推广全民健身，提高人民健康水平。

现代科学技术的发展已经深入到社会的各个领域，中医要以开放的态度接受现代医学生物学先进理念、先进技术和先进方法，为己所用，促进中医事业的健康发展，要抛弃陈旧的方法和观念。总而言之，形势紧迫，机遇与挑战并存，为振兴祖国传统医学，作为中华民族的子孙，当代学者应该责无旁贷。

振兴发展中医药作为实现中国梦的重要战略适应了中国特色社会主义建设总体布局的形势需要，中医药在深化医疗改革、维护人民健康、改善民生中的作用，已显得越来越重要；中医药在服务经济社会、转变经济发展方式、推动经济发展中的作用越来越凸显；中医药在保障节能环保、保护优良环境、推进生态文明建设中的作用，越来越密切。希望同学们通过学习《筋膜学》这门UOOC课程，了解我国医学发展的进程，让我们一起为中医药的伟大复兴做出自己的贡献！

思 考 题

1. 你缴纳医疗保险了吗？你觉得你家乡的医疗条件如何？
2. 中国药学家屠呦呦为什么能获得诺贝尔奖？
3. 作为一名当代大学生，请谈一谈你对复兴中医的看法？

第十九章　用担当和使命复兴中医

从人体科学的观点，中医有许多比西方医学高明的地方，但将来的医学一定是集中医、西医、各民族医学于一炉的新医学。①

医学的前途是中医现代化，而不在什么其他途径。人体科学的方向是中医，不是西医，西医也要走到中医的道路上来。②

2016年12月25日，十二届全国人大常委会第二十五次会议审议通过了《中华人民共和国中医药法》。这是中医药发展史上具有里程碑意义的大事，将产生深远的国内、国际影响。但如何复兴中医或复兴什么样中医的问题，是困扰中医药发展决策者和中医药从业人员的大问题，本文从以上两个方面论述并对基于筋膜学而提出的新中医体系加以说明。

第一节　中医药发展现状

中医药是中国文化中最具实践性和济世精神的财富。五千年来，它为中华民族的繁衍健康做出了巨大贡献。我们必须清楚，在没有其他医学竞争或并存的情况下，中医在中国拥有普遍的认可和信赖。但是，自西医进入中国以后，中医日渐萎缩衰落，甚至有极端的观点指斥中医为巫术。近些年来，中医药正加速走向衰落，中医药服务领域不断缩小，特色优势淡化趋势明显。

首先，我们要正视中医发展已处于全面衰退状态，新中国成立以来虽然历届政府从行政手段上干预或扶持中医的发展，但在诸多因素影响下（如法律、政策、教育、中药材等问题），也阻挡不了中医的衰退大势。如此状况既有历史的原因，也有现实的原因；既有客观的原因也有主观的原因，但在实现中华民族伟大复兴的中国梦的指引下，实现健康中国建设的各项目标，就必须首先实现中医的复兴。有志之士早有共识："我认为传统医学是个珍宝，因为它是几千年实践经验的总结，分量很重。更重要的是：中医理论包含了许多系统论的思想，而这是西医的严重缺点。所以中医现代化是医学发展的正道，而且最终会引起科学技术体系的改造——科学革命。"③今后医学发展或要真正实现如何复兴或复兴什么样的中医问题刻不容缓地摆在了我们面前。

第二节　重新审视中医的继承工作，确定要复兴什么样的中医

《黄帝内经》是中国现存最早的一部医学经典著作，是中医学理论与中医防治疾病技术的渊源。该书由《素问》《灵枢》两部分共162篇文章组成。

《内经》之所以被历代医家奉为经典，是因为它不仅包含丰富而科学的医学理论、防治疾病的重要原则与技术，同时还从宏观的角度论证了天、地、人之间的相互关系，并且运用古代多学科的理论与方法讨论和分析了医学科学最基本的课题——生命规律，从而建立起中医学的

①③《钱学森书信选》编辑组，2008. 钱学森书信选（上卷）。北京：国防工业出版社，0553，0191.

②姜璐，2011. 钱学森论系统科学. 北京：科学出版社，277.

理论体系。两千年来，历代医学家正是在《内经》所创建的理论、确立的原则、应用的技术及其所采取的方法论的基础上，通过不断探索、实践与创新，使中医学术得到持续发展。一部雄伟壮阔的中国医学史，无处不体现着《内经》的指导作用；光彩纷呈的众多医学流派，无不以《内经》的理论为其渊源；古今无数的中医学大家，或者理论上独树一帜，或者防治疾病效验如神，然而究其成功之路，均未离开研习《内经》并以为立说之根本；以专门研究《内经》而垂示后世者亦不乏其人，如唐代杨上善、王冰、明代马元台；在全面研究《内经》基础上攻克某类疾病而著书者尤多，如东汉张仲景撰《伤寒杂病论》、清代叶桂留给后人《临证指南医案》；参透《内经》某方面的要旨，据之加以发挥而标立新说的代有人在，如金元时期刘、张、李、朱"四大家"因之各有建树，明清间喻昌则以《秋燥论》《大气论》而名著医林；现代中医教育家任应秋，一生著作 30 余部，多以《内经》为基础。因而，迄今为止的历代有成的中医学家，无不是精研《内经》者，这一事实即足以证明《内经》在中医学中的至尊地位。

然而历代医家对《黄帝内经》等所记载的诸多中医治疗方法及理念在传承过程中，主要继承和研究了《素问》，而对中医经络和针刺法治疗具有高度指导作用的《灵枢》却缺乏有效的研究和继承，使中医疗效优势发挥不足。导致"一针、二灸、三用药"的中医优化指导原则减弱。由于《黄帝内经》并没有真正完整地传承下来，导致自东汉以后中医疗效优势便渐渐衰退，这也是自西方医学进入中国后因丧失疗效优势的中医不得不让位于西医，形成西医独大局面的最重要因素。这一点可以在东汉张仲景《伤寒论·原序》中得到体现："观今之医，不念思求经旨，以演其所知，各承家技，终始顺旧"，"乃勤求古训，博采众方，撰用《素问》九卷、《八十一难》《阴阳大论》《胎胪药录》，并《平脉辨症》，为《伤寒杂病论》全十六卷"，其对《灵枢》几无提起，从以上可以看出张仲景时代中医之局面几乎与现代之中医局面如出一辙。张仲景本人也只是继承了《黄帝内经》的一部分内容。虽历代医家人才辈出，但由于每个人只是研究和继承《内经》中的部分内容或只在某一方面有所发展和建树，对中医出于盲人摸象的境地也不是当代之困，至少 2000 年前就已经是这种局面了。这不得不让我们重新审视继承什么样中医的问题。

所以，我们要重新对《黄帝内经》等古籍中的内容加以深入研究并做好全面的挖掘和继承工作，这才是中医复兴的首要问题，也就是应该继承或复兴什么样中医的问题，可以肯定地说，复兴中医并不只是复兴 2000 年以来的中医，更不是当代之中医，而是要复兴《黄帝内经》时代的中医。

第三节　中医药不能完整继承的根本原因分析

1. 中医解剖学的缺失是使中医诊疗理念及方法缺失的根本原因　中医发展滞后最根本的原因是疗效问题，这是所有人的共识，那么，影响中医疗效最根本的原因又是什么？这一点几乎没有人对此思考过。《黄帝内经》："今夫五脏之有疾也，譬犹刺也，犹污也，犹结也，犹闭也。刺虽久犹可拔也，污虽久犹可雪也，结虽久犹可解也，闭虽久犹可决也。或言久疾之不可取者，非其说也。夫善用针者，取其疾也，犹拔刺也，犹雪污也，犹解结也，犹决闭也。疾虽久，犹可毕也。言不可治者，未得其术也。"后世中医说："善治者，治皮毛，内务大病，病在皮毛，首选外治，慎言内调。""用药如用兵，不得已而为之。药能治病，亦能致病。是药都有毒，有利必有弊。"意思是说：真正高明的医生，对待重大疾病，都是先经"皮毛"在中医外治法上找到治疗疾病的突破口，治疗应该首先利用外治法治疗，吃药内调而已。用药物治病，如无效，多服则伤人身心。这是古代中医所传“一针、二灸、三用药”优化治疗方法原则的由来。可见，中医药治疗各种顽疾重病应首选针刺法，《灵枢》中记载的针刺术及针具多达 23 种，但《内经》之后的医籍几无提及或不能完全理解，针刺法逐渐没落，针具也只以毫针为主，导致疗效下降。

那么，为什么古人所主张的治则或方法（一针、二灸、三用药），在汉朝后却渐渐“重药轻针”了呢？通过考证，社会因素是最主要的原因，其一，由于西汉汉武帝“罢黜百家，独尊儒术”后，中华文化以儒家思想为主导，而儒家思想主张“肤发受之于父母”，对肤发损伤及解剖人体视之为不孝或不义；其二，东汉佛教的传入，也使解剖人体行为受到严重影响。这一点从清末王清任之举可以得到佐证。所以，当时医家渐渐不再继承前人对人体进行解剖学习的传统。而《黄帝内经》中三分之二的内容与解剖学相关，特别是《黄帝内经·灵枢》内容与解剖学更为紧密，这也是自东汉前后《黄帝内经·灵枢》不受重视的原因。所以《黄帝内经》中所讲的针法及解剖学几近失传。从唐朝的王冰也只注解了《素问》一事，可窥豹一斑。另外，从北宋由高丽使臣用当时已缺失的《黄帝内经·灵枢》换《资治通鉴》和《册府元龟》两部书的记载更能说明问题，说明当时的医家已几乎不阅或不用《灵枢》中的内容了。由于缺失了解剖学，古代医家缺乏对人体的了解，而针刺法须建立在对人体解剖熟知的情况下操作才不致发生医疗差错和事故，由于中药诊治相对安全，再加上张仲景将中医内科治疗发挥到极致，很多病通过中药治疗也能获得较好的效果，才使中医具有疗效优势的各种针刺法因安全问题不敢使用而渐渐失传。综上所述，正因为解剖学的缺失使古代中医“一针、二灸、三用药”的优化诊治原则减弱，导致“重药轻针”，使中医疗效下降，这才是中医发展滞后，不能最大程度满足患者需求的最根本原因，这也和今天基于解剖学发展起来的西医不能融合。那么《黄帝内经》中到底有没有真正意义上的解剖学呢？请参看《黄帝内经解剖学》一书便知，另外，从中国古代的一种极刑“凌迟”也可知道古代行刑者是具有解剖常识的。

2. 缺乏正确整体发展中医的思想，导致中医各项诊疗技术处于“盲人摸象”的境地　中医不但能治病，还能治大病，这一点在历代医家虽然只是用了古代中医的部分诊疗技术，就对人民群众的健康保障产生了巨大的影响就可以看出，这也是中医传承下来的根本原因。用中医整体观指导下用“一针、二灸、三用药”的古代治疗原则下对各个系统慢性疑难重症的干预或治疗具有西医不可比拟的治疗优势。但是，我们也要清醒地认识到，自张仲景后由于只继承了古代中医的部分理念及方法，使很多极具中医特色和疗效优势的诊疗理念、方法和技术并没有被广泛应用于临床，或者医家只是在已知领域进行研究，要么只是研究方剂学，要么只是研究简单的针刺法、手法等，要么“各承家技”传承祖辈流传的单方验方，甚至只是对某一类疾病进行治疗的局面，所以，中医的整体治疗及诸多方法的联合应用被边缘化和埋没，使“杂合以治，各得其所宜”的中医治疗思想淡化，导致对中医的认识出现“盲人摸象”的局面。而临床上常规的中医诊疗难以达到患者期望值和满意度，不能满足老百姓的健康需求。这恰恰是在西医出现后物竞天择、优胜劣汰的片段法则和市场规律，所以，从事中医药的人员在中医发展萎缩的大环境下只能望洋兴叹，自悲心胜过自信心。同时，在医疗水平上不是吸收先进的知识，而是固步自封，停滞不前，因而逐渐衰落。在复兴中医的伟大使命中，首先必须重新认识和挖掘古代中医，对古代中医的思想和诊疗模式及众多方法等重新理解和认识，并和现代医学相融合，在互相阐释、宏观与微观相结合科学的层面上优化治疗方案，达到在中医整体理论指导下治疗各类疾病。而使中医全面复兴的这种思想至少是复兴两千年前的中医思想，作为当代中医还要在全面继承的基础上不断创新，做一个"现代中医"，这样才能真正复兴中医，促进中华民族复兴中国梦的实现，才能无愧于中医事业，无愧于时代。

除上述情况外，诸如中医药研究、中医药教育、中医药市场、中医药执业管理、中医药的创新等方面还存在诸多问题，已经严重制约了中医药的发展。

第四节　复兴发展中医的方向和出路

1. 筋膜学解决了中医基础理论的现代化问题　经络是中医理论中基础性的内容，是个非常重要的问题。(《钱学森人体科学与当代科学技术发展纵横观》149 页)

解剖与生理是医学的基础之基础，所有的其他学科都是在这一基础上建立起来的。《黄帝内经》是传统中医之经典，也是中国传统文化之精华，对人体解剖学的系统理论一直未受到重视，以致人们普遍认为中医没有解剖学或不需要解剖学。医史学家说，中医解剖幼稚、模糊。但细读《黄帝内经》后发现，古人通过解剖并归纳、演绎了完美的从系统到微观的解剖学。《黄帝内经》解剖学并和中国术数、象学，天人合一观，阴阳相配，五行生克，四季有序，令人叹为观止。

人体解剖学是研究人体正常构造和形态的学科，是整个医学科学的基础学科，被称为基础的基础。众所周知，西医也是基于现代解剖学发展起来的。恩格斯曾说："没有解剖学就没有医学"。2001 年，南方医科大学解剖教研室教授、博士生导师原林在承担国家 863 数字人研究课题的基础上，建立了中国人体数据库，在前人探索中医穴位和经络集中于结缔组织的基础上，参考美国 Lanjewen 等人用人体切片重建经络走行，用数字人技术通过在结缔组织聚集处进行标记，通过计算机三维重建构建出与经络走行接近的影像学结构。鉴于人体所记载的经络繁多，而且几乎遍布全身，原林教授将重建范围扩大到全部结缔组织，从而形成了一个完整的结缔组织（筋膜）支架。对这样一个完整的人体软支架作为一个整体进行研究，从发育生物学角度追踪该支架的起源和演变过程，将这一过程的各个阶段连续回放，惊奇地发现：从单胚层生物到两胚层生物、三胚层到人体均是由两部分基本结构不断折叠、延伸、内陷、分化而成的。其中位于生物体中间的部分为细胞外基质（单胚层生物）、中胚层（两胚层生物）、间充质（三胚层生物）到人体的结缔组织支架均为同源结构，它在结构上称为筋膜，其中富含尚未分化（特化）的各种储备细胞（干细胞、成纤维细胞、脂肪细胞），及调控免疫细胞和微器官，综合各种已知功能，原林教授简称之为支持和储备系统。被这个筋膜支架包绕和支持的是已经分化（特化）了的各种功能细胞，称为功能系统，人体的各种功能由这些功能细胞来完成。两系统之间相互影响、相互调控，共同维持个体生命活动的延长——寿命，组成了生命过程中的时间轴。与生命的功能轴与结构轴共同组成生命科学的三维研究模式。

筋膜学从提出到逐渐形成一个新的学科体系，可以说对中医经络有了全新的生物学认识，从理论上和初步的临床实践验证中都得出如下结论：①遍布全身的筋膜支架与人体经络在形态上和功能上均有高度的一致性，附着全身、联系内外、沟通上下，是精、气、血的运动通道，具有主生死、治百病的功能。又通过分析和研究将全身的筋膜支架分为三大部分：内脏筋膜（任脉）、运动筋膜（督脉）、皮肤和皮下筋膜（皮部），分别对内脏的代谢疾病（脏腑），骨、关节和肌肉疾病（腠理）及外感病毒性疾病（外邪）的预防和治疗起到指导作用。从而为中医选择针对性的治疗方法提供了科学依据，使中医的各种疗法上升到一个新的台阶。

现代筋膜学研究可以作为打开中医药宝库的一把钥匙，让中医和西医从研究和治疗的本质上达到高度的统一，立足于解剖学从而使中西医达到高度的融合，形成没有中、西医学之别的医学发展新思路，为“看得见、摸得着、听得懂、用得上”的中医诊疗体系发展搭起了一座互通的桥梁，让祖先的智慧搭上生物科技高速前进的列车，为人类的健康做出更大的贡献，使中医真正成为中华文化复兴的先行者，为全人类进步做出应有的贡献。

新中医诊疗体系中，基于筋膜学提出中西医高度融合的问题，很多人不理解。本文就中医外治特别是各种针刺法方面加以说明，利用各种外治方法有规律地对机体干预，对组织器官重新发育与再生修复正是新中医诊疗体系所关注的焦点，如通过各种干预工具与治疗方法，激发支持与储备系统中具有分化潜能的干细胞，干细胞又可穿过基底膜或类基底膜分化成定向干细胞，然后分化成各种功能细胞，达到恢复组织功能，修复病理结构，最终治愈疾病。而这一理论也解释了如在创伤修复过程中和肿瘤生长过程中，干细胞跨胚层分化现象，因为内外胚层细胞的更新不能来源于跨胚层干细胞的分化。

2. 重新研究定位中医整体的诊疗模式　“中医全科医生”诊疗模式是在解剖学、现代筋膜学指导下真正回归中医“一人而兼十三科”的诊疗模式，即打破现代医学按人体功能、结构分科或中医分科分病的诊疗模式，在对疾病本质的新认识和新治疗理念的指导下，从机体整体出发同时诊治全身不同疾患。

3. 挖掘真正有疗效优势的方法和技术　有疗效优势的医学才是有生命力的医学，摒弃中西医学的对垒和门户之见，兼容并蓄，求各家之长，容己于一身，在中医整体观和辨证论治的指导思路下，选取最适合患者的方法和技术，用最小的创伤和代价获取最佳的临床疗效。我们现代人认为是原创的器械和治疗方法，几千年前我们的祖辈就已使用，说明中华民族祖先的伟大，古代中医的博大精深；现代人认为古代中医落后，有些方法已不适用，但经挖掘应用后，每种方法都能解决临床很多棘手问题，证明现代中医之所以到如此堪忧状况，我们要潜心做好继承工作，复兴中医不再是空谈!

第五节　确立继承、发展古代中医诊疗体系——新中医诊疗体系简介

新中医是基于古代中医体系、现代解剖学、筋膜学，使中西医及各民族医学融于一体的新医学体系。新医学体系是回归两千年前古代中医从人体结构、功能同时干预的诊疗模式，是遵循古代中医“一针、二灸、三用药”“杂合以治，各得其所宜”的优化治疗原则，揭示了灵活应用不同方法对中医同时调治同一人体不同疾患的机制和“五体”（皮、肉、筋、骨、脉）组织结构及“脏腑”、“五志”等功能整体治疗相互间关系。新中医体系的原创提出印证了钱学森院士“医学的前途是中医现代化，而不在什么其他途径。人体科学的方向是中医，不是西医，西医也要走到中医的道路上来。”对中医发展的前瞻预言。

一、新中医基础理论

1. 中医“筋柔骨正”理论、现代软组织、骨损害与生物力学的关系。
2. 中医“华佗夹脊”理论与现代脊柱相关病因病理学。

3. 中医“经络理论”与现代筋膜学、解剖列车及肌筋膜激痛点治疗学说的关系。
4. 中医“骨痹理论”说与现代医学骨高压症学说。
5. 中医“气血瘀滞”理论与现代循环及微循环学说。
6. 中医“正气”学说与现代身心灵学说。
7. 中医“阴阳、五行”学说与现代量子物理学研究。
8. 中医解剖学与现代解剖学研究。

二、新中医诊疗理念从机体整体出发诊断全身不同疾患

1. 依据中医经络等学说针对患者全身进行详细的触诊及精细的脉诊，按照体、面、线、点的分序诊查，结合现代检查手段确定治疗部位，并分析各个疾病之间的相互关系。

2. 从机体整体出发治疗全身不同疾患。人体是多系统的复杂统一体，对机体进行整体干预、辨证施治。

三、新中医诊疗模式

1. 即中医所谓“一人而兼十三科”的中医“全科医生”的诊疗模式，无论对于哪一科疾病对其诊断方法、辨证程序、施治规律都是一样的。

（1）正确识别不同病症，给予或建议恰当治疗，以满足患者的诊治需要，达到真正意义上的“全科医生”要求。

（2）掌握各种新的具有疗效优势的中医或现代医学治疗技术，更新诊疗思路和理念，提升自身诊疗水平，扩大中医药服务领域和治疗病种。

（3）参与或主导临床各科疑难病症的治疗：如硬皮病、强直性脊柱炎、老年性痴呆、中风康复、男性不育、糖尿病、骨质疏松、股骨头坏死、肿瘤等。

2. 打破现代医学按人体功能、结构分科或中医分科分病的诊疗模式

在对疾病本质的新认识和新治疗理念的指导下，从机体整体出发同时诊治全身不同疾患，打破现代医学按人体功能、结构分科或中医分科分病的诊疗模式（改变临床上头痛医头、脚痛医脚的诊治局面）。

3. “筋骨并重”的整体治疗

（1）“筋骨并重”一般是中医骨伤领域的重要治疗理念，其内涵是筋络骨，骨连筋，伤筋可影响到骨，伤骨必伴有不同程度的伤筋——筋伤骨必动，骨动筋必伤。临床上主要应用于骨伤科疾病的治疗指导，而新中医将这一理念延伸至筋痹和骨痹的治疗中，认为该理念不仅可应用于伤科类疾病，还可应用于全身各系统疾病的治疗指导（如胃炎、痛经、耳聋耳鸣等），理清全身骨骼（包含脊柱）、软组织损伤和内脏各器官疾病的关系，为解决众多疑难杂症和原创技术——刺骨术奠定理论基础。

（2）更加明确治骨与治筋的方法，除了沿用传统“筋柔骨正”的治疗理念，用正骨等方法治疗“筋出槽，骨错缝”外，直接对骨骼进行刺骨治疗，明确并丰富治骨方法。

四、新中医核心治疗原则

根据患者不同情况，疾病的不同程度及发展阶段，选取一种或多种最适合患者的方法治疗，凸显中医特色优势，打破传统诊疗思路局限和方法单一的局面，主张优化治疗方案，采取“杂

合以治，各得其所宜”的整体（多种方法优选治疗）治疗原则。

1. 拓宽思路和专业知识面，掌握、应用各种新的具有疗效优势的中医或现代医学治疗技术，提升自身诊疗水平，优化治疗方案，用客观的科学态度，对一种疾病或疾病的某一阶段选取最适合的治疗方法，用最小的创伤和代价获取最佳的临床疗效。

2. 打破诊疗思路局限和方法单一的局面，医学同人间加强协作和相互学习，摒弃门户之见，“寸有所长，尺有所短”，兼容并蓄，求各家之长，容于一身。

五、新中医发展理念及目标

1. 新中医是以复兴中医为目的新的医学诊疗模式和理念，它是中医发展的承前启后，也是现代医学诊疗思路局限突破发展瓶颈的契机和方向。

2. 新中医不仅仅是发展中医，其将中西医基础融合或相互阐释，形成了一整套较完善的医学诊疗体系，打破了现代医学与中医的界限，在以整体辨证施治的基础上，使中西医达到真正融合，形成没有中西医学之别的发展新思路，奠定医学发展的新方向。

六、新中医发展的意义

1. 正值当今全球范围内现代医学发展遭遇瓶颈，纷纷转向传统自然医学之际，国家虽给予中医药行业各种政策扶持、技术推广和人才培养，但对中医的整体发展并没有体现出明显的促进作用。

2. 目前临床上常规中医诊疗技术难以达到患者期望值和满意度，而很多极具中医特色和疗效优势的新的诊疗理念、方法和技术并没有被广泛应用于临床，甚至被边缘化和埋没。因此，加强对医务人员的诊疗技术培训及交流，使其拓宽视野，改进治疗理念，掌握实用且疗效确切的诊疗技术，才是促进中医发展的最佳途径。

3. 通过学术交流及培训使医务人员掌握各种新的具有疗效优势的中医（或早已失传的中医药技术）和现代医学治疗技术，全面提高中医药从业技术人员诊疗水平，提高诊治疗效，改变目前诊疗模式，是从根本上解决世界各国医疗费用开支庞大、满足人民群众健康要求的最佳途径。

4. 可实现治疗疾病的五大转变：①变不可治为可治；②变难治为易治；③变难愈为速愈；④变痛苦性治疗为无痛性治疗；⑤变创伤性治疗为无创性治疗。

七、新中医诊疗体系内容概述

1. 独特创新的望诊、触诊、脉诊、眼诊、手诊等中医诊断技术。

2. 各种中医药方剂治疗（含专病验方、秘方、传统经方等）。

3. 各种传统针刺术含挖掘古代及创新的各种针刺方法（毫针、针刀、拨针、骨减压针等）。

4. 各种创新手法（中外手法集合创新）。

5. 各种创新外治法（传统外治膏药的挖掘创新、制作及应用）。

6. 身心灵整体调治，真正意义上达到身心、医养结合模式。

7. 各类中医民间特色技术。

8. 与各种现代医学诊疗技术高度融合后的创新诊疗技术。